中医临证入门秘诀

——一对中医伉俪的临证效验集

李富震　苏金峰　著

学苑出版社

图书在版编目（CIP）数据

中医临证入门秘诀：一对中医伉俪的临证效验集/李富震著.
—北京：学苑出版社，2016.10（2017.11 重印）
ISBN 978 – 7 – 5077 – 5051 – 5

Ⅰ.①中…　Ⅱ.①李…　Ⅲ.①医案－汇编－中国－现代
Ⅳ.①R249.7
中国版本图书馆 CIP 数据核字（2016）第 167470 号

责任编辑： 黄小龙
出版发行： 学苑出版社
社　　址： 北京市丰台区南方庄 2 号院 1 号楼
邮政编码： 100079
网　　址： www.book001.com
电子邮箱： xueyuanpress@163.com
销售电话： 010 – 67601101（销售部）67603091（总编室）
印　刷　厂： 北京画中画印刷有限公司
开本尺寸： 880×1230　1/32
印　　张： 6.125
字　　数： 147 千字
版　　次： 2016 年 10 月第 1 版
印　　次： 2017 年 11 月第 2 次印刷
定　　价： 36.00 元

自 序

恩师姜德友教授多次引用师爷张琪先生语教诲笔者夫妻曰："'多读书，多临证，勤总结'，是中医成才的秘诀。"我二人天资不高，遂将此语牢记心底，以求勤能补拙，如此日就月将，读书渐多，同时利用各种机会临证，坚持每案必书，有验必录，为临证考校疗效、总结经验教训使用，年久病案记录积累盈尺。敝帚自珍，深藏陋室，多年来经常翻看，夫妻共同研讨，常觉今是而昨非，亦常觉昨是而今非，时有新悟，乐在其中！留校工作五年来，忝居教师之列，耳闻目睹众生学习中医热情虽高，但学已有得者凤毛麟角，多穷究理论，纸上谈兵，或道听途说，学偏盖全，常有学生兴"虽欲从之，莫由也矣"之叹。我等浅见，学医正途，必老老实实研修中医正大光明之辨病、辨证、选方、遣药思路，不可执着某家之论而画地为牢，或贪图短平快之验方、秘方而买椟还珠，否则必影响自身医业健康进步，遗毒无穷。初学者中医根基轻浅，不妨从前人医案入手学起，从前后诊次之起承转合中感受、锻炼乃至逐渐形成地道中医思维。然据阅读所见，古人医案虽有《名医类案》《古今医案按》等佳作，但失于简约，或说理未彻，初学者读之尚嫌吃力，而近现代名家医案多为门人弟子整理，亲撰者少，按语是否完全符合医者原意，尚须商榷，于是渐生将个人医案出版之念，抛砖引玉，以为中医初学者学步进阶之用。

考虑后学懵懂入门中医之初，艰辛实多，读书、临证犹如小马过河，常有松鼠、老牛之惑，此时最需要贴身教授之人，此人水平不一定很高，但必须和学生面对面，手把手，心连心，事无巨细，问一答十。这样学生读书、尝试临证之时可以随时发问，心中诸多疑惑自可逐渐消失，并日益成竹在胸，临证自如。我等不才，夫妻联手，从个人医案中选取诊治典型，足以反映法古学今思路者，整理成册。全书贯彻"杂病重脉，外感重舌，四诊合参"之辨证精神，内服外治，针药并用，剂型灵活，力求体现中医理法活泼圆通之长。书中病案脉症方药记录完整翔实，所治病症涉及内外妇儿各科，时间跨度从2008年初次开方诊病开始，至2016年临证八年之后。根据病案诊病时间可察知笔者早年处方尚较谨慎、稚嫩，以至后来渐趋老练、开阔有度，案后按语均为笔者亲撰，详述前后诊次辨治思路及参化古今之法，初学中医以来，历年学用中医之困惑、思考、总结、升华过程大可尽收眼底，初学者读之若能如随诊在侧，乐见于目而共鸣于心，是我夫妻所愿也！言及于此，真诚感谢学苑出版社黄小龙主任以及其他出版社同仁对笔者的充分信任和对本书的大力支持！由于时间仓促，水平有限，书中缺点错误在所难免，请中医同道不吝赐教！吾长见笑于大方之家！

李富震　苏金峰

2016 年 3 月 17 日国医节

于哈尔滨虚盂斋

目　录

一、内科病症

（一）外感病案

风寒感冒案

李某，男，29 岁，河北省临西县乔屯村人。

初诊：2014 年 10 月 19 日。患者突觉周身酸楚，头痛发热，时咳不渴，服"快克"后睡 1～2 时，醒时发现周身潮润，诸症显减，继进香菇肉丝面一碗，自觉鲜美异常，又略汗出，诸症继减。未服汤药。

二诊：10 月 20 日。证本已减，因贪看医书半日，又发头昏脑涨，恶寒，手足颜面热，乏力明显，不欲活动，自视舌淡苔薄。

处方：桂枝 15g，炒白芍 15g，炙甘草 10g，炮附子 10g，防风 10g，生姜 4 片，大枣 4 枚。一剂，滚水泡饮频服。

是日下午昏睡，至夜 7～8 时，已服 7～8 杯药液，每服一杯，则头面发热，恶寒见减，而乏力如故，不欲活动，家属观药虽效，进步不大。查患者手三里、列缺为阳性反应点，以针刺之。初刺列缺，针入即觉头目瞬间转清，移时又头昏如故。针毕手三里出针时，带出血珠，令其自流。翌日症减，未再施以针药，又日大愈。

按：此为笔者自身感冒病案。"快克"即复方氨酚烷胺，余临证体会其作用类似大青龙汤，周身酸楚，头痛发热，时咳，风寒郁闭证也，当时住集体宿舍，不便煎煮汤药，故暂以"快克"治之。服后畅汗，邪随汗解，正大青龙兴云布雨之效也。继进汤面，为仿桂枝汤服后啜粥之意，以滋津液，用以扶正逐邪也。《金匮要略》百合洗方方后注有"食煮饼"，亦是进食汤面，益津液之意，可同参。本已大愈，将息失宜，导致病情反复，据舌淡苔薄，乏力恶寒，仍是风寒郁闭证，因乏力明显，盖寒闭伤阳也，以桂枝汤调和营卫，加附子温阳，防风发表不伤阴，助桂枝汤发表之力。后恶寒虽减，乏力如故，寒邪郁闭较重，阳气仍难正常敷布也，乃以针刺助药之力，因为风寒感冒，故循肺经、大肠经查得列缺穴、手三里穴为阳性点。由列缺穴进针，头目瞬间转清，正如《内经》所谓"效之信，若风之吹云"也；手三里出针令血自流，散邪之意也，与《伤寒论》麻黄汤证条文所谓"衄乃解"同理。

又按：自身患病，为亲身体悟中医药之天赐良机。本次感冒症状为历年感冒之最重者，倦怠懒动达一两日之久，寒郁阳气不可谓不重矣，用之而效。病愈后某同道至，备述此前情状，恍悟余本次所病乃流感也，针药并用之下确有佳效。

风寒夹热感冒案

李某，男，55 岁，河北省临西县乔屯村人。

初诊：2010 年 2 月 6 日。时为寒冬腊月，晚间外出归来后，恶寒甚，发热，项背板滞，周身关节酸楚，无汗，咳嗽有痰，舌暗红，苔黄腻，其双手皆为反关脉，无意义。

处方：葛根 40g，麻黄 15g，桂枝 10g，白芍 15g，炙甘草 10g，制半夏 15g，生石膏 30g。二剂。

二诊：2 月 8 日。服上方一剂，夜间大汗出，二剂尽，诸症略见轻减。刻诊：头两颞痛，咳嗽或转头则加剧，问其项强不显，无颈椎病病史，目珠酸胀，闭目尤甚，纳谷不香，胸膺隐痛，略有鼻塞，大便略溏。服药期间时发恶寒，体温起伏，一度超过38℃，舌同上。

处方：柴胡18g，黄芩15g，制半夏15g，党参20g，炙甘草10g，杭菊花15g，茯苓20g，苍术15g，桔梗15g，川芎15g。二剂。

服二剂，愈。

按：《伤寒论》曰："太阳病，项背强几几，无汗恶风者，葛根汤主之。"患者感冒之状恰合，故以葛根汤主之；又因咳嗽有痰，故加半夏降气化痰；舌暗红，苔黄腻，有热也，加石膏清热。外感之邪，两剂药本为势在必得，但实践证明见效不显，辨证不确也。思其项强已不显，太阳风寒渐去，而时发恶寒，体温起伏，头两颞痛，目珠酸胀，少阳病也，当以小柴胡汤为主，加菊花利头目，川芎祛风止头痛，桔梗宣肺利窍，茯苓、苍术化湿实大便，终获效验。

风热感冒案

李某，男，42岁，河北省临西县乔屯村人，长途运输车司机。

初诊：2014年1月20日。近日长途奔波，饮食无度，感冒发热，服西药不效，咽痛咳嗽，略有鼻塞。舌红苔黄腻，脉左大不柔，右缓。

处方：金银花15g，连翘15g，牛蒡子20g，荆芥穗10g，芦根40g，生甘草15g，桔梗15g，大黄10g，蒲公英30g，生石膏40g。二剂。

二诊：1月22日。服药期间，大便转溏，现发热咽痛无，舌红减，仍咳嗽。

处方：桑叶15g，菊花15g，杏仁15g，桔梗15g，连翘15g，芦根40g，茯苓40g，生甘草15g，薄荷10g，射干15g。

二剂。

后愈，已重新外出长途运输。

按：初诊左脉大而不柔，伤风感冒也，而症见发热，咽痛，舌红苔黄腻一派热象，辨为风热，主以银翘散清热解毒，少加荆芥穗祛风散寒，防止其他药过于凉遏也。或问：何以不用小青龙加石膏汤？答曰：小青龙加石膏汤以温寒化饮为主，清热力弱，故主以辛凉之银翘散清热散邪。二诊热象大减，仍咳嗽，转以辛凉轻剂之桑菊饮继服，清余热，止咳嗽。

气虚感冒案

张某，女，48岁，河北省临西县乔屯村人。

初诊：2010年1月27日。起初自觉胸膺刺痛，连及右胁，后触冒风寒，鼻塞清涕，头痛咽痛，盗汗，头部尤甚，至今已一月有余。现经输液及口服西药，咽痛已无，乏力甚，行则气短（呼气较难）欲仆，头跳痛，腰酸背痛。舌淡紫暗，苔白厚腻罩黄；脉左关滑细，右关滑见大，按之缓大，右大于左。平素畏寒形盛，劳则心悸。

处方：党参25g，茯苓30g，前胡15g，陈皮20g，木香5g，枳壳15g，葛根30g，制半夏15g，桔梗12g，羌活10g，独活10g，柴胡15g，川芎15g。三剂。

后他人来诊，言其已愈。

按：乏力气短，气虚之证也。右关缓大，气分湿阻也。故虽为外感，当以补气除湿为主，遂投以治气虚感冒之败毒散合参苏饮，三剂而愈。

阳虚感冒案

李某，女，60岁，山西省阳泉市人。

初诊：2016年1月9日。电告：外感发热两日，曾服羚翘解毒丸等清热解毒药无效，夜间痛楚难眠。现发热恶寒，体温39℃，无汗，倦怠懒言，小腹坠痛，腰膝痛，大便正常。当下因是夜间九时许，中药饮片恐难购得，又恐夜间发热加重，嘱以带须葱白三大段，生姜三五片，浓煎取汁，以之冲服附子理中丸，丸药按说明书一次用量一倍半服用，待明日再服如下汤方。

处方：生麻黄10g，细辛5g，炮附子10g，党参25g，干姜10g。一剂。

二诊：1月10日。晚间电告：昨于家中寻得金匮肾气丸，故以葱白生姜水冲服之，未用附子理中丸。服后甚觉舒适，一夜安眠。今日上午煎服上述汤方一剂，下午体温37.4℃，晚间体温36.8℃，全身状态明显好转，现尚略有腰膝痛。

处方：炮附子10g，生麻黄10g，炙甘草15g，党参25g，干姜10g，茯苓30g，酒芍30g，炒白术15g。两剂。

1月14日电告：服后痊愈。

按：此患平素体弱多病，余为之诊治多年，知其为阳虚之质，故虽舌脉不得见，电话之中亦敢为之处方。患者发热恶寒，无汗，腰膝痛，太阳表寒也。但因倦怠懒言，明是阳虚之征，又大便正常，无太阴病证，故从太少两感辨治，以麻黄细辛附子汤加味。因仓促之间，饮片难得，故嘱以葱白生姜水冲服附子理中丸，仍是所处汤方之意，虽患者最终所服为金匮肾气丸而非医嘱之附子理中丸，但皆为温阳补虚类丸药，麻黄细辛附子汤之意仍在，服之证减。次日服汤方，效力更宏，故体温迅速恢复正常，状态明显改善。因尚略有腰膝痛，《伤寒论》云"少阴病，身体痛，手足寒，骨节痛，脉沉者，附子汤主之"，故以附子汤温阳止痛，又合麻黄附子甘草汤，此减制之麻黄细辛附子汤也，兼以散余邪。

又按：2016年2月18日晚间余治宋某郁怒后发热，肩部胀痛，腹中亦痛，略有口苦，关节酸痛，脉左关虚弦，右尺虚洪无力，仓促之间难购汤药，以西药"快克"与之。此患发热，关节酸痛，有表邪也；肩痛，腹痛，口苦，脉左关虚弦，肝郁化热也，法当先祛表邪，兼清里热，宜大青龙汤，今以"快克"代之。服后温覆，仅肘窝潮润，未得全身汗出。思服药前脉象，左关虚弦，肝郁也，右尺虚洪无力，肾气不足也。今汗出不彻，盖肝郁肾虚，阳升阴应不得故也。肝郁、肾虚两者相权，急当补益，以鼓动作汗，托邪外出，故嘱服金匮肾气丸，并加服暖水一杯观之。服后约一两时许，汗出周身，嘱安睡即可，此后终夜身觉潮润，次日晨诸症尽失，体温正常，盖肾气健旺，顺利作汗，随之气血周流复常，肝郁自除，不必再用加味逍遥丸之类，嘱继服金匮肾气丸巩固。此案肝郁肾虚，兼感表寒而发热，与李某案不同，可同参之。

感冒表虚郁热案

徐某，女，53岁，黑龙江省哈尔滨市人。

初诊：2014年10月6日。此患因抑郁症于余处治疗半年余，针药并用之下，多年顽固难愈之心下顶痛、烦躁皆大减，故对余颇为信任。今日电告：近三日外感，服小柴胡颗粒不减，恶寒甚重，穿三层绒衣不解，微有汗出，不发热，纳少，口干口苦，小便黄，大便偏干。彩信照片：舌暗红，苔黄白偏厚。

处方：桂枝15g，炒白芍15g，炙甘草10g，大黄10g，枳实10g，厚朴10g，柴胡15g，黄芩15g，生黄芪20g，竹叶30g，生姜3片，大枣4枚。两剂。

二诊：10月9日。10月7日电告：昨日尚未服药，即溱溱汗出，服药后周身舒畅，恶寒减轻，唯阵发咳嗽连声。现口干口苦已减，恶寒重，晨起汗出，心下汗出尤甚。彩信照片：

舌象大致同上诊。

处方：桂枝20g，炒白芍20g，炙甘草15g，红参10g，炮附子15g，生黄芪20g，柴胡15g，黄芩15g，生姜3片，大枣4枚。三剂。

10月13日电告：恶寒十减五六，嘱改服金匮肾气丸。次日电告：恶寒大减，嘱停药将息而愈。

按：恶寒，汗出，此桂枝汤证也，唯恶寒重，故用桂枝加黄芪汤；口苦，纳少，少阳病也，加柴胡、黄芩解郁清热；口干，便干，阳明病也，用小承气汤通腑气；因小便黄，加竹叶利尿清热。二诊阳明热势见杀，遂尽去承气、竹叶之药，恶寒仍重，加之汗出，此太阳表虚重证，故在桂枝汤基础上加炮附子、红参、生黄芪，温阳补气固表；口干口苦减而未除，故仍用柴、芩。

又按：一诊方亦可看作是厚朴七物汤加味，加柴、芩后成三阳并治之方。

感冒引动宿痰案

张某，男，69岁，黑龙江省哈尔滨市人。

初诊：2014年4月13日。近日感冒，引动宿疾之咳喘发作，现鼻塞黄涕，咯痰量多，色黄成块，中带血丝，口干目涩，后半夜烦乱不寐。舌淡紫，苔白黄近满布；脉左寸、右关弦滑劲数，慢阻肺诊断两年。

处方：麻黄15g，杏仁15g，生石膏40g，炙甘草10g，生白术20g，穿山龙30g，合欢皮25g，老鹳草25g，芦根40g，生薏米30g，侧柏叶20g，谷精草15g。五剂。

4月15日电告：药进两剂，鼻塞涕黄显减，痰少，昨夜通宵安寐，甚喜。

按：鼻塞，而见涕黄痰黄，口干目涩，脉弦滑劲数，外感风热也。苔白黄近满布，痰黄量多，外感引动宿痰也。痰带血丝，热伤血络也。烦乱不寐，热邪内扰故也。故以越婢加术汤散风清热化痰，合以千金苇茎汤结构，加合欢皮、老鹳草疏利肺气，兼可安眠，穿山龙清肺化痰，侧柏叶清热凉血止血，谷精草疏散风热明目。

又按：张山雷《本草正义》释谷精草，言其气轻清能散，可上行头目，又此物于秋风萧瑟，万物肃杀之时开花成实，其性温可抗秋凉可知，故谷精草用之疏散风热而无凉遏之弊。

感冒逢经案

李某，女，22岁，河北省承德市人，本校学生。

初诊：2011年9月14日。本月初烦劳后恶心呕吐，后发热，经静点左氧氟沙星二日热退，然自觉不了了，鼻塞，鼻中燥痛，略咳无痰，口燥咽干，周身骨节酸楚，乏力甚，微有汗出，时欲呕，尚不发热。问知本月初起病时月经甫净，之后起病，迁延至今。舌红，苔薄，散布小点不甚红，双脉浮滑数。

处方：柴胡15g，黄芩15g，清半夏15g，炙甘草10g，生石膏40g，桔梗15g，杏仁10g，侧柏叶20g，葛根30g。五剂。

9月25日遇之，患言服之第二日咳嗽减，鼻中痛无；第三日已不咳，三剂尽已愈。因药房煎药至少五剂，是以购五剂，五剂尽，健康如初。

按：经净起病，当为下血之后，血室空虚，外邪乘虚而入而致。患者骨节酸楚，为外邪束表，当下鼻中燥痛，略咳无痰，口燥咽干，舌红，脉浮滑数，为外邪郁久化热也。时欲呕，是外邪㹴及胃气也。仲景治热入血室用小柴胡汤，今为经后起病，故仿热入血室治法而用小柴胡汤；又化热之势明显，故合以柴葛解肌汤散邪清热。侧柏叶凉血，治鼻中燥痛，又能止咳；葛根解痉，治其周身酸楚。

（二）内伤发热病案

阳虚发热案

张某，女，28 岁，哈尔滨市人。

初诊：2015 年 11 月 22 日。平素入夜即发热，体温37℃～38℃，手足冷，颜面红疹时多，经前烦躁，末次月经 11 月 9 日。现感冒后鼻中干燥，后发咽喉不利，口渴欲饮，脱发严重，口不仁。舌尖边红，红星点散布，苔薄白；脉左关虚弦细，右寸虚缓。

处方：桑叶 15g，菊花 15g，柴胡 15g，黄芩 15g，清半夏 15g，党参 25g，炙甘草 10g，生石膏 30g，知母 15g，生山药 30g，枇杷叶 15g（包）。十四剂。

二诊：12 月 6 日。服后咯痰爽利，口已知味，体温转正常，36.8℃。近日体温又升高至 37℃，鼻干咽燥，脱发严重，手心热，足冷，口腔溃疡，畏寒。舌体薄，尖边略红，苔薄白水滑；脉左寸弱，关尺弦缓，右寸虚滑软。

处方：党参 25g，炒白术 15g，干姜 10g，炙甘草 10g，炙黄芪 20g，茯苓 30g，桂枝 15g，炮附子 10g，升麻 5g，蔓荆子 10g，柴胡 15g，当归 15g，陈皮 15g。七剂。

三诊：12 月 13 日。电告：咽燥无，脱发见减，足转温，口腔溃疡愈合，仍鼻干，手心热，体温略高于 37℃。

处方：党参 25g，炒白术 15g，干姜 10g，炙甘草 10g，炙黄芪 25g，茯苓 30g，肉桂 5g（后下），炮附子 10g，升麻 5g，蔓荆子 10g，柴胡 10g，当归 15g，陈皮 15g，熟地 25g，炮姜 5g。七剂。

四诊：12 月 20 日。体温下降，36.7℃～37℃，脱发大减，鼻干明显，鼻塞，略有咽燥，手心热，畏凉食。舌淡暗，尖边红，有水滑感，右部舌面苔剥脱；脉左三部、右关虚弦无力。

处方：党参25g，炒白术15g，干姜10g，炙甘草10g，炮附子10g，川椒5g，桂枝10g，乌梅15g，黄芩15g，黄连10g，当归15g，细辛5g，苍耳子5g，辛夷5g（包）。七剂，每剂兑醋一匙。

五诊：12月26日。电告：初服上方，大便大泻一日，继服复常；七剂尽，咽燥无，鼻干、脱发继减，鼻塞减轻，体温白日正常，夜间最高体温37℃，面疹偶发，手心略热。舌嫩红，苔白腻水滑。上方去辛夷，加茯苓30g，七剂。

六诊：2016年1月3日。初服鼻中出血、便干，继服无恙，后面疹大减，脱发已少，近日大便量少，体温本已持续正常，不慎感冒，体温又升高，36.9℃~37.4℃，鼻塞流涕，手足心热明显。舌淡，尖边仍有红星点，苔白不厚；脉左虚弦无力，右关尺虚弦无力。四诊方加焦栀15g，淡豆豉15g，七剂。

七诊：1月10日。足心热无，仍手心热，体温37℃~37.3℃，鼻塞，略有咽干，小便不尽，面疹零星，晨起颜面泛发粉红。舌体薄，质偏暗，苔白润；双脉细软，右部更弱。

处方：柴胡15g，酒芍30g，当归15g，丹皮15g，焦栀15g，党参25g，炒白术15g，干姜10g，炙甘草10g，肉桂10g（后下），荆芥穗10g（后下）。五剂。

八诊：1月17日。晨起36.5℃，入夜37℃，1月10日经转，昨日鼻衄一次，略有鼻塞，手心热。舌淡暗，尖略红，苔白润；脉左关虚细短，右关尺虚细。

处方：熟地40g，炮姜5g，肉桂10g（后下），当归20g，炒白芍30g，炒枣仁15g，巴戟天25g，山萸肉20g，焦栀15g，淡豆豉15g，丹皮15g。七剂。

按：患者素有内伤发热，初诊之时又有外感，呈现一派燥火之证，咽喉与肺胃密切相关，鼻燥属肺，口渴、口不仁为阳明经证，故取白虎加人参汤意，清养肺胃；因舌边尖红，红星点散布，左脉弦，提示肝火，故以小柴胡汤加桑叶、菊花清肝解郁。二诊据脉双寸无力，辨为清阳不升，故转以补中益气汤为基础方益气升阳；又脉左关尺弦缓，肾气亦不足，故合附子理中汤温脾肾；苔水滑，阳虚湿停也，故亦合苓桂术甘汤温阳化湿。三诊大效，证明二诊温脾肾升清阳有效，今继步前法，并重加熟地益肾，炮姜引火归原，此取张景岳理阴煎之意。四诊体温明显下降，唯鼻干，鼻塞，手心热。据脉分析，此阳气不足，难以正常敷布津液，故鼻干、鼻塞；残阳郁而生热，故手心热，是以改用乌梅丸温阳升清，泻郁火，加苍耳子、辛夷轻扬助肝木升发。此后体温基本正常，故五诊继步前法，因舌苔水滑，故加茯苓利湿。六诊复感外邪，内伤外感交结，体温升高，因四诊方有苍耳子、辛夷之辛散，既可助肝木升发，亦可散外邪，故本诊沿用之，合栀子豉汤解郁清热。七诊足心热无，脉已经不弦，郁热见除，但体温仍高，此时按期当是经前，兼之此前温阳有效，故以疏肝温脾肾之剂。八诊体温恢复至六诊前水平，据脉此为肝肾阴阳不足，故以补益肝肾为主，合栀子豉汤兼解郁清热。

气虚湿热郁阻发热案

许某，男，63 岁，哈尔滨市人。

初诊：2009 年 8 月 29 日。因反复发热就诊于哈尔滨市某三甲医院，多方检查不能确诊，用药治疗一月有余无效，遂转某中医院以糖尿病伴轻度心肌缺血收治，中西药并用后仍发热，继用地塞米松退热，用之发热即退，然又生每日凌晨二三时发作性不适，发作时先心烦汗出，继而周身酸痛，肌肉有紧箍感，下肢冰冷，移时自缓。其主管实习医师恰为余同学，特邀余往诊。刻诊：身倦乏力，身热不扬，体温多在37℃～38℃，有时略高于38℃，下肢痿软，抚其腨部肌肉松软，无弹性，纳谷不香，口干不欲饮，略有胸闷头晕，口臭。舌红见紫，苔黄腻甚厚，局部有堆积感；脉沉弱甚，几不能触及。

处方：苍术25g，生石膏40g，知母15g，炙甘草10g，通草15g，白蔻仁20g，滑石30g（包），石菖蒲20g，茵陈25g，黄芩15g，藿香15g，陈皮25g，生薏米30g，瓜蒌20g。五剂。

二诊：9月5日。患者自述初诊之时，地塞米松已经停用，所奇者，服上方两剂尽，发热仍未作，凌晨发作性不适减轻，并推迟至四时发作；三剂尽，凌晨发作性不适继减，并推迟至五时发作；服四五剂时，凌晨发作性不适未再推迟发作。自初诊以来，体温始终正常。现凌晨不舒发作时仍有心烦，但亦减轻，乏力仍甚，二便欠畅。舌苔稍减，脉沉弱甚。

处方：太子参30g，麦冬15g，五味子10g，炙黄芪15g，当归15g，黄柏15g，苍术25g，泽泻20g，怀牛膝20g，黄芩20g，红花15g，苏木15g，葛根25g，生薏米30g。四剂。

三诊：9月10日。二诊以来，发作性不适仅发作一次，体温始终正常，口干无，汗止，力增，但腰腿酸软较甚，活动不甚灵活。舌质转鲜泽，苔转白腻，有平铺见薄之势；脉沉取仍软，已较前有形。

处方：太子参40g，麦冬20g，五味子15g，炙黄芪25g，当归15g，黄柏15g，苍术25g，怀牛膝20g，红花15g，苏木15g，葛根25g，生薏米30g，杜仲20g，狗脊20g。四剂。

四诊：9月14日。服上方半剂后，患者凌晨不适又发作一次，继服如常，后知当时正静点参麦注射液。刻诊：腰腿活动已较灵活，可行走数百米，仍臀酸。舌质鲜泽，苔白腻平铺，脉明显见起。上方减当归，加桑寄生20g，四剂。

后知患者自觉状态已佳，于9月14日出院，余同学嘱继服本方两周，以资巩固。

按：患者身热不扬，胸闷不饥，口干不欲饮，周身酸痛，结合舌象，湿热阻滞为患也。湿热阻滞，阳气敷布不利，不通则痛，故周身酸痛，乏力；凌晨之时，阳气升发，被湿热所阻，正邪交争，故身痛肢冷，阳气郁甚，迫汗外出，湿热随之暂缓，阳气暂得敷布，故诸症移时自缓。脉沉弱甚，或为正已大虚，或为湿热阻滞，气血被遏，即使确是大虚，湿热不除，补益难以为功，故拟先予清热除湿，观脉之变化再定。方以苍术白虎汤为基础方，加芳香淡渗诸品以助清热化湿。其中藿香除口臭，薏米除湿舒筋，茵陈清热利湿，又能疏达肝气，以利阳气升发。二诊据舌可知湿热见除，发热始终未作，亦证清热除湿之法合度。唯其乏力，脉弱，故本诊改以东垣清暑益气汤为基础方，益气养阴，清热化湿，攻补并进，又合入身痛逐瘀汤之意以利血脉，通阳气，止身痛。三诊再步前法，因腰腿酸软，故加大补益力度，又加强筋壮骨之品。四诊继步前法。

又按：初诊方服药期间，凌晨发作性不适发作时间持续推迟，如何解释？盖初时湿热阻滞较重，阳气稍有升发，即致正邪交争剧烈，出现发作性不适。服药期间，湿热渐去，阻滞减轻，必待阳气升发明显时方有阳气郁阻、正邪交争剧烈之象，故凌晨发作性不适随服药剂数增加发作时间持续推迟。待湿热大减，阳气郁阻已不明显，发作性不适亦不作矣。

又按：彼时余经验不多，所处方药虽效，仍有不够切当之处，比如三诊方所用酸敛之五味子、甘温之杜仲、燥烈之狗脊皆非所宜，当以石斛、丝瓜络、络石藤、防己等味代之即可。

脾胃气阴亏虚发热案

单某，女，42岁，安徽省阜阳人。

初诊：2012年4月2日。膝关节滑膜炎10余年，时轻时

13

重，期间因低热不退，体温 37.3℃，注射青霉素长达 5 个月，此后低热消失，3 年之后膝关节行手术治疗，至今年左膝行走不适明显，故入住哈尔滨市某院骨科治疗，经关节腔内注射某药物后缓解，出院后低热又发，体温 37.3℃，下午尤甚，血尿常规、风湿系列皆无异常发现，近三日大便带血。舌淡暗，苔腻罩黄，舌面中心剥脱；脉左虚大，右关沉滑软。平素乏力，纳可；大便欠畅，饮白糖水后可改善；每年无明显诱因发生腹痛泄泻数次，其后自缓，其母亦如是。

处方：山药 30g，生白术 30g，鸡内金 20g，生地 25g，玄参 25g，白薇 15g，秦艽 20g，炙黄芪 30g，当归 15g，制鳖甲 20g。五剂。

电告：服后腹痛便溏，恶心呕吐。嘱一剂分五次服，余药再煎时加生姜 3 片。

后知患者仅服上方两剂，低热即消失。

按：左脉虚大，血分之劳也，结合右关沉滑软，从脾胃气阴不足，虚热内扰辨治，以张锡纯资生汤合当归补血汤加减，益气养血，亦参入黄芪鳖甲汤之意凉血除虚热，方中鳖甲、白薇同用，此仿郭永来先生经验也；秦艽退虚热，止痹痛。患者服上药腹痛便溏，恶心呕吐，盖脾胃素虚，不耐乍用大量凉润之品也，少量频服，并加生姜和之，此弊可除，见效甚速。

疑似癌肿发热案

赵某，男，68 岁，山东省日照人。

初诊：2015 年 4 月 22 日。发热 10 余日，西药点滴不解，体温 37℃～38℃，特商治于余。恶寒，乏力，口燥咽干，干咳，小便黄，大便干，食欲尚可。微信所传舌象照片：舌偏红，苔黄白似较厚。血常规：白细胞 16×10^9/L。

处方：炮附子 12g，生麻黄 9g，细辛 3g，大黄 10g，生石膏40g。两剂。

二诊：4月24日。服药期间未作汗，至今日早晨、中午体温 36.5℃，乏力减轻，大便转溏，但晚间体温又升至37.5℃，状态不佳，略有干咳。

处方：炮附子12g，生麻黄9g，细辛3g，大黄5g，生石膏40g，党参20g。一剂。

三诊：4月25日。今日早晨体温36.5℃，状态见佳。微信所传舌象照片：舌偏红，苔黄白。

处方：炮附子12g，生麻黄6g，细辛3g，大黄5g，生石膏30g，党参20g，茯苓30g，杏仁12g。一剂。

四诊：4月25日。今日下午4时始服上药，5时体温36.5℃，7时又服一次，至晚9时状态甚佳，大便溏，小便黄，干咳减轻。

处方：炮附子12g，生麻黄6g，细辛3g，干姜6g，五味子9g，炙甘草6g，生石膏30g，党参20g，茯苓30g，杏仁12g，桔梗12g。两剂。

后知患者胆管癌、肺癌并发去世。

按：此患发热10余日，又用解热消炎西药多日，其症恶寒但乏力明显，知非仅太阳表实。查看2015年1月21日余为其所处治疗腰椎间盘突出方，组成为肾着汤加附子、肉桂、葛根、寄生、芍药、甘草、牛蒡子、僵蚕、苏木、鸡血藤等，服后甚效，推测其素体阳虚，痰湿内停。今外感发热，遵仲景之旨，先治卒病，兼顾阳虚之体质，以麻黄细辛附子汤为主方，因便干尿黄，口燥咽干，舌红，故加大黄、生石膏通腑清热，实则此方为太阳、少阴、阳明并治方。二诊已效，大便转溏，故减大黄之量，至三诊清阳明之力继减，与此同时逐步加党参、炙甘草、杏仁、茯苓、桔梗、干姜、五味子之类，共成温阳益气、化痰湿之功。此后随访可知，患者发热或为癌性发热，以上治疗虽不能治愈癌肿，或亦可为癌性发热证治略备一格。

（三）肺痿病案

肺痿案

修某，女，73 岁，黑龙江省肇州市人。

初诊：2013 年 8 月 7 日。两个月前咽干鼻燥，胸闷气短，当地确诊为间质性肺炎，服当地某医中药 60 剂缓解。服药期间，便溏面浮，视其方多为清热解毒之药。现咯痰不爽，咽干如冒烟，大便偏干，尿急，咳嗽、放水则遗尿，足胫外侧痛，阴雨天尤甚，按揉则下肢肌肤见条索状变色区。舌淡，苔薄白而少，脉双寸虚数。糖尿病发现三年，平素空腹血糖 7 ～ 10mmol／L，服用二甲双胍、达美康维持，并有左肾囊肿。8 月 7 日肇州当地某医院 X 线检查：肺纹理增强。

处方：炙黄芪 20g，当归 15g，党参 25g，麦冬 20g，五味子 15g，神曲 30g（包），生甘草 15g，青皮 15g，陈皮 15g，泽泻 20g，苍术 15g，生白术 30g，升麻 7g，葛根 30g，黄芩 15g，肉桂 7g（后下）。七剂。

二诊：8 月 15 日。面红，精神见长，咽干、遗尿已无，大便见畅，胸闷气短改善，仍咯痰不爽，足胫外侧痛，足心热。舌转红润，苔双白；脉双寸虚已减，一息五至。

处方：炙黄芪 20g，当归 15g，生甘草 15g，青皮 15g，陈皮 15g，神曲 30g（包），泽泻 20g，苍术 15g，生白术 30g，葛根 30g，黄柏 10g，知母 10g，合欢皮 20g，老鹳草 20g。七剂。

三诊：8 月 22 日。足心热、足胫外侧痛减，仍咯痰不爽，略有咽干，行多则心悸气短，时作冷汗，鼻涕结痂、目眵多，易感。舌暗红，根部苔薄白；脉左寸虚缓，右寸关虚弦。上方去知母，炙黄芪增为 30g，加桔梗 20g，桑白皮 20g，七剂。

四诊：8月29日。鼻涕结痂无，胸闷气短、足胫外侧痛均大减，仍目眵多，咽喉辛辣感，后背痛。舌尖部泛紫，整体淡暗见红，苔白不多；脉左寸虚洪数，右寸关虚弦滑数。

处方：炙黄芪20g，当归15g，生甘草15g，青皮15g，陈皮15g，神曲30g（包），泽泻20g，苍术15g，生白术30g，合欢皮20g，桑叶15g，菊花15，射干15g，合欢皮20g，老鹳草20g。七剂。

按：间质性肺炎多缠绵难愈，长年咳嗽，咯痰不爽，双寸虚数，大类《金匮要略》肺痿病。患者初诊舌淡脉虚数，参以服前医清凉之药期间便溏面浮，知此数主虚，愈虚愈数，两寸见虚数，脾肺气虚，清阳不升也，故以李东垣清暑益气汤为主方。二诊见效，遂继步前法，随证加减连服20余剂，以期巩固。

又按：合欢皮、老鹳草据药理研究可缓解气道痉挛，改善气道高反应性，姜春华先生常用此对药，今仿用之。

（四）久咳病案

久咳案1

连某，男，45岁，哈尔滨市人。

初诊：2014年10月26日。以长期慢性咳嗽求诊，遇冷气或异味刺激则咳，痰如泡沫，色白量多，晨起咳甚。乏力，畏寒，后背冷尤为明显，便溏，每凌晨4时即醒。舌偏肥厚，泛紫气，苔薄，双寸关虚缓大。

处方：党参25g，当归15g，干姜10g，清半夏15g，细辛5g，五味子15g，川椒10g，炙甘草15g，炮附子10g，桂枝20g，茯苓40g，炒白术20g。七剂。

二诊：11月2日。后背冷显减，大便见成形，泡沫样痰今日开始减少，遇冷气或异味刺激仍咳，咽痒，咽干口燥，每凌晨 4 时即醒。舌偏暗，泛紫气，有齿痕，苔薄；脉左关尺滑缓无力，右寸关沉滑。

处方：麦冬 30g，干姜 10g，清半夏 15g，细辛 5g，五味子 15g，党参 25g，炙甘草 15g，僵蚕 10g，升麻 10g，桂枝 20g，茯苓 40g，炒白术 20g，肉桂 10g（后下）。七剂。

三诊：11 月 9 日。呛咳、泡沫样痰、咽干口燥均大减。唯近日动则汗出，自诉可能与屋内暖气较热有关，仍每凌晨 4 时即醒。舌见红润，双脉虚缓，左脉更小。

处方：麦冬 35g，干姜 10g，清半夏 15g，细辛 5g，五味子 15g，党参 30g，僵蚕 10g，升麻 10g，蝉蜕 10g，桂枝 30g，炒白芍 40g，炙甘草 20g，茯苓 40g，生白术 30g。七剂。

2015 年 1 月 31 日因右肩痛来诊，呛咳之恙疗效稳定，乃以鱼际为主穴，针三五次而愈。

按：初诊患者见痰如泡沫，色白量多，乏力，畏寒，后背冷，便溏，此脾肺虚寒，寒饮内停也，故以温脾肺、化寒饮为主，组方之时仿乌梅丸方义治疗其凌晨定时而醒。二诊阳气见振，寒饮见消，见患者呛咳不减，此麦门冬汤方证，改以麦门冬汤方义组方，原方半夏一味变而为干姜、半夏、细辛、五味子四味温化寒饮；咽痒者，此风邪结于喉也，故加僵蚕、升麻祛风止痒；再合苓桂术甘汤结构温脾阳，化痰饮；因左尺部见脉滑缓，故加肉桂温肾阳。三诊大效，因动则汗出，合入桂枝汤结构调和营卫止汗。此患之凌晨定时而醒最后并未治愈，患者亦不关注而罢治。

又按：本案一诊方有附子、半夏相反之药。半夏、附子本为相反，余早年跟诊时见于景献先生每用之，多以炮附子 30g，生半夏 45g 并用，患者并无不良反应。后余尝试用之，多以炮附子 10～15g，清半夏 15g，多数无不良反应，约有一二例服后出现胃痛、恶心等症，停用二药之一，患者不适即消失，尚乞明正。

久咳案 2

徐某，女，29 岁，黑龙江省哈尔滨市人。

初诊：2015 年 10 月 6 日。感冒后咳嗽 6 月，近 3 个月又增胸闷，口燥咽干，鼻塞时多，大便干。舌红，苔薄白；脉左尺滑缓有力，右寸关滑大有力。平素月经四五十日一转，自今年 5 月以来，月经 3 个月不转，八九月之间服用黄体酮后经转，末次月经 9 月 7 日。

处方：西洋参 10g，生白术 30g，炙甘草 10g，生甘草 10g，枇杷叶 15g（包），麦冬 15g，石斛 15g，桔梗 15g，桑叶 15g，干姜 5g，黄芩 10g，焦栀 15g，淡豆豉 15g，薤白 10g。七剂。

二诊：10 月 13 日。电告：初服周身泛发红疹，继服渐消，服完七剂后咳嗽消失，口干咽燥、鼻塞亦减，仍胸闷、便干，自述平素不食早餐以减肥。

处方：缺失。嘱"一日之计在于晨"，嘱必进食早餐。

三诊：10 月 18 日。自遵医嘱恢复早餐以来，大便日行一度，胸闷不减，夜间尤甚。舌偏红苔薄白，脉双侧滑缓有神。

处方：北沙参 20g，麦冬 15g，玉竹 40g，桑叶 15g，菊花 15g，焦栀 15g，淡豆豉 15g，枳实 15g，薤白 10g，枇杷叶 15g（包），扁豆 10g，党参 25g，五味子 10g。七剂。

按：初诊之时，为农历秋分寒露之间，燥气当令之时。患者感冒后久咳，口燥咽干，大便干，舌红苔薄皆为燥象，盖久咳体虚，近日又感燥邪也，故治以清燥救肺汤，加栀子、淡豆豉解郁热，薤白通阳以治胸闷，一周后咳嗽即止。二诊方缺失，盖仍步前法。三诊恢复正常进食早餐，大便干即改善，故为医者不可见便干即从病考虑，而思通便之法，详细问诊，嘱患者改变饮食起居，大便自通，亦未可知。三诊胸闷不减，故以沙参麦冬汤合生脉散加减益气养阴，重点针对中上二焦，治其胸闷。

久咳案 3

王某，男，52 岁，河北省临西县乔屯村人。

初诊：2009 年 1 月 15 日。感冒后咳嗽 10 余日不解，咯痰色白量少，口燥咽干，频频饮水以润之，略有声重。舌红苔白腻；脉左弦，右较左为弱。长年眩晕，起则头眩，平素畏寒，肢冷，耳鸣重听，腰酸，溲频，饮冷茶水则便溏，心烦易怒，善太息。

处方：柴胡 18g，黄芩 12g，制半夏 15g，党参 20g，炙甘草 10g，生石膏 30g，生姜 3 片，大枣 6 枚。三剂。

二诊：1 月 20 日。服后咳嗽几无，口燥咽干减而未除，舌脉同上。上方加山药 20g，二剂。

三诊：1 月 23 日。咳嗽、口燥咽干已愈，服药期间眩晕未作，溲频似减。

处方：生黄芪 30g，白术 15g，炙甘草 10g，续断 20g，桑寄生 20g，山萸肉 20g，煅龙骨 25g（碎），煅牡蛎 25g（碎），萆薢 10g，柴胡 15g，黄芩 15g。三剂。

后患者再诊两次，余以金匮肾气丸为基础方连进 10 余剂，至 2 月 14 日余北返哈尔滨，眩晕始终未作。2010 年寒假遇之，言一年来眩晕始终未发。

按：秉《金匮要略》"痼疾加以卒病，当先治其卒病"之训，先治其感冒后咳嗽，后论眩晕等宿疾。患者咳嗽，平素心烦易怒，脉弦，少阳病也；口燥咽干，频频饮水，舌红，阳明有热也，总为少阳阳明合病，故以小柴胡汤加生石膏治之。二诊显效，因其尚有口燥咽干，仿张锡纯先生法加山药以濡润之，合生石膏成白虎汤之意。三诊咳嗽、口燥咽干皆愈，转而治其眩晕等宿疾。《内经》云："上气不足，脑为之不满，耳为之苦鸣，头为之倾，目为之眩。"故宗张锡纯先生理脾升陷汤加减补肾益气升阳，后专以补肾法继进，历凡一月，其外感后咳嗽之卒病、眩晕之痼疾皆愈。

（五）头痛眩晕病案

头痛案

陈某，女，30 岁，河北省临西县乔屯村人。

初诊：2016 年 1 月 26 日。自产后即血压居高不下，诸药不效，血压：160/110mmHg，至今已 10 年。一年前在某医处服药数月，此后半年血压得以正常，后又升高。现两颞胀痛时多，腰痛，脱发，时发心悸，寐中不安，昨日经转，自述月经每转常淋漓多日，甚则 10 余日方渐净。舌淡紫，苔薄（晚间日光灯下望舌所得，不甚清楚），脉双关尺虚软。

处方：龟板 10g（碎），生龙骨 25g（碎），生牡蛎 30g（碎），生石决明 30g，生地 30g，山萸肉 25g，生山药 30g，肉桂 10g，桑寄生 30g，炒杜仲 20g，川牛膝 25g，清半夏 15g，天麻 10g，赤芍 15g。五剂。配服越鞠保和丸。

二诊：1 月 31 日。自述晨起血压易升高，近四日连续测量血压分别为：165/107、153/105、150/100、123/80mmHg。现药进四剂，腰痛、心悸未发，夜寐得安，月事已有将尽之象，唯头痛不减，略有脱发。舌淡紫，有齿痕，苔黄腻而薄；双脉虚软全无，右尺重按滑利有根，左尺亦见滑利，重按无力。

处方：龟板 15g（碎），生龙骨 25g（碎），生牡蛎 30g（碎），生地 30g，山萸肉 30g，生山药 30g，桑寄生 30g，炒杜仲 20g，川牛膝 25g，天麻 10g，钩藤 25g（后下），竹茹 20g，益母草 25g。五剂。

三诊：2月6日。血压已经趋于正常，唯夜寐欠安，两颞胀痛。舌同上，双关尺略欠有力。上方去牡蛎、川牛膝、益母草，加党参 20g，石菖蒲 10g，蜜远志 5g，全蝎 2g（冲），五剂。

四诊：2月11日。血压：120～130/80～90mmHg，头痛消失，月事已净，仍夜寐欠安，右后腰痛。舌同上，脉左关尺略欠有力。

处方：熟地 25g，生地 30g，山萸肉 30g，生山药 30g，酒芍 50g，炙甘草 15g，桑寄生 30g，炒杜仲 20g，合欢皮 25g，龟板 15g（碎），天麻 10g，钩藤 25g（后下），炒枣仁 10g，肉桂 10g（后下）。五剂。若服此方合度，继服上方十五剂，之后再以左归丸巩固。

按：初诊脉双关尺虚软，提示肝肾阴阳两虚，以生地、山萸肉、山药滋养阴血，肉桂温肾，又加桑寄生、杜仲补肝肾，强筋骨，并取其降血压之药理作用；并加金石介类、牛膝等，以成滋潜之势，合半夏、天麻、赤芍化痰活血息风，配合越鞠保和丸解郁消滞，防诸药滋腻。二诊大效，血压逐日递减，双脉显见有根，月事并未如前淋漓，腰痛、心悸、夜寐皆有明显改善，唯头痛不减，脱发略有，故仍步前法，因舌紫，故加"逐瘀如扫而止血如神"之益母草；苔黄腻，加竹茹化痰湿清热。三诊因寐差，合入孔圣枕中丹，加全蝎熄风止头痛。四诊左脉欠有力，左血右气，肝肾阳气得补，阴血尚不足，故改以滋阴养血为主，因腰痛，重用芍药合甘草缓急止痛，加枣仁养血安神。因余需回哈尔滨，嘱继用滋阴养血补肾之法巩固，以求长期降压疗效。

眩晕头痛案

徐某，女，55岁，哈尔滨市人。

初诊：2013 年 12 月 8 日。高血压两年余，以硝苯地平缓释片维持，头晕头涨，劳累则左颞炸裂样疼痛，腰痛，恶热，易怒，善悲，紧张则欲小便。舌紫，苔白黄不厚乏津，脉双尺虚大。血压：170/110～120mmHg，多所大医院检查无恙，曾诊断：脑血管痉挛，子宫肌瘤三个，鸭蛋大。

处方：川牛膝 25g，怀牛膝 25g，龟板 15g（碎），代赭石 30g（碎），炒白芍 40g，炙甘草 15g，生龙骨 25g（碎），生牡蛎 30g（碎），神曲 30g（包），小麦 30g，大枣 6 枚（掰）。七剂。

二诊：12 月 17 日。服后口干甚，腰痛显减，头晕头涨、紧张则欲小便缓解，烘汗复作，口苦，食后困倦，老年斑泛发，蔓延及面。舌暗泛紫，苔白不厚乏津；脉双关虚软。Bp：128/80mmHg。上方减小麦、大枣，加赤芍 20g，生地 20g，七剂。

三诊：12 月 24 日。头晕头涨、心悸、食后困倦皆无，紧张则欲小便显减，艰寐，心烦，自汗，腰酸。舌暗略紫，苔白不厚乏津；脉左尺虚见大，右尺虚不易触及。

处方：龟板 15g（碎），柏子仁 20g，炒枣仁 15g，石菖蒲 15g，百合 30g，知母 15g，生龙骨 25g（碎），生牡蛎 30g（碎），金樱子 25g，芡实 25g。五剂。

2014 年 6 月 24 日他患就诊告知：徐患现状态佳，血压正常，已停用降压药。

按： 余初以药理研究及名医效方治高血压不效，后详参四诊，发现顽固性高血压常规降压药不效患者阴虚阳亢证居多，以镇肝熄风汤养肝肾，潜浮阳，治之甚效。

又按： 忆于景献先生言，其生平观察，高血压患者以阴虚阳亢和肝火上炎证者多见，即见虚寒证，医多不敢投用温补之品，诚哉斯言。

眩晕案

高某，男，31 岁，哈尔滨市人。

初诊：2015 年 11 月 1 日。长期眩晕，时轻时重，两周前眩晕剧发，几乎不能起床，余嘱以半夏白术天麻汤服用一周，近一周停药，此间眩晕未曾剧发。颅部 CT、MRI 无著变，经颅多普勒显示：左侧大脑后动脉远端官腔变细，左侧血流较慢。现动则眩晕较显，巅顶沉重，平卧则缓，腰痛时多，颈肩时凉，项强，目干明显。今日气温回升，晴空万里，自觉眩晕好转。舌暗红，尖部星点散布，苔薄黄，双边苔如浮沫；脉左关虚软，右寸关虚缓大。

处方：葛根 50g，蔓荆子 15g，升麻 10g，党参 25g，生黄芪 25g，黄柏 10g，炒枣仁 10g，酒芍 30g，炙甘草 15g，生石决明 30g（碎），生地 25g，川芎 10g，当归 10g，僵蚕 15g，桑寄生 30g。七剂。

二诊：11 月 8 日。晨起眩晕、低头则头眩均显减，耳鸣见减，目干几无，现午后头痛头晕，较午前略重，颈肩腰冷。舌暗红，苔薄黄腻；脉左关虚软，右寸关滑，沉取不绝。

处方：葛根 50g，蔓荆子 15g，升麻 10g，党参 25g，生黄芪 25g，黄柏 10g，苍术 20g，荷叶 15g，石菖蒲 15g，胆南星 5g，桃仁 10g，红花 10g，酒芍 30g，炙甘草 15g。十四剂，并配服左归丸。

三诊：11 月 22 日。自述效果不如初诊方，但整体较稳定，午后头发空、倦怠，仍耳鸣，两颞跳痛，不敢触碰，肩井酸痛，略有口干，阴雨天则上述诸症加剧。舌暗红，苔黄白不厚；脉双寸关滑，左小右大。

处方：生黄芪 25g，党参 25g，知母 10g，柴胡 15g，升麻 5g，桔梗 15g，葛根 30g，苍术 20g，荷叶 15g，蔓荆子 15g，石菖蒲 15g，郁金 15g，生石决明 30g（碎），茺蔚子 10g。十四剂。

四诊：12 月 6 日。头发空、耳鸣已减，两颞跳痛几无，头晕头重十减七八，发作较剧烈时左头维部泛生红疹，腰痛时多。舌暗红，尖边红星点散布，苔黄腻不多；脉左弱明显，右寸关虚缓。

处方：生黄芪25g，红参10g，知母10g，柴胡15g，升麻5g，当归15g，酒芍30g，苍术20g，荷叶15g，蔓荆子15g，黄柏10g，石菖蒲10g，川芎10g，巴戟天25g。十四剂。

按：患者此前用半夏白术天麻汤后，虽眩晕不再剧发，但整体疗效并不明显。今眩晕头重，天晴气温回升则好转，且据初诊脉，似为肝脾气血不足，清阳不升也，舌苔白如浮沫，痰气郁结也，故以益气升阳、养血柔肝，兼以化痰为法，方用益气聪明汤、补肝汤加减。二诊眩晕显减，知上法合度；目干无，耳鸣显减，所取之效正合益气聪明汤之名，古人制方，名副其实！本诊脉右寸关滑而有力，气分痰湿壅盛也，故参清震汤、涤痰汤之意，加苍术、荷叶、石菖蒲、胆南星等化痰湿，升清阳；左关脉仍虚软，以左归丸补益肝肾兼顾。三诊进步不显，盖上诊补肝之力不足也。本欲再用初诊之法，但脉见双寸关滑，左小右大，此为典型清阳不升之象，且午后头发空、肩井酸痛，大气下陷之兆也，故转以升陷汤为基础方加减。四诊收效，因右寸关仍虚缓，清阳不升仍在，故步前法；因腰痛腰冷，左脉弱，加巴戟天温润补肾，以助肝木春生之气，从而有益清阳升发。

中风后眩晕案 1

许某，男，60岁，黑龙江省铁力市人。

初诊：2011年4月4日。2009年曾因冠心病、高血压住院。2011年3月中旬头晕头涨，足软欲仆，手不能握，于铁力市人民医院CT：右顶叶斑片状低密度影，提示腔梗，未遵医嘱自行静点通血管药物10余日，现病情已缓，行路、言语无碍，右侧肢体动作稍有不利，时发头皮、双下肢肿，左中指

25

冷，足跟痛，健忘，善惊，心烦易怒，视物昏花。舌暗，苔白糙，呈斑驳状，满布于舌；脉左部冲逆，右弦大而长。平素血压：140～180/90～110mmHg。

处方：生地25g，山萸肉20g，山药20g，茯苓40g，泽泻15g，丹皮15g，怀牛膝25g，生石决明30g，枸杞子30g，菊花15g，当归15g，炒白芍30g，焦栀15g，淡豆豉15g。五剂。

二诊：4月11日电告：服五剂后，血压下降至135/70～85mmHg，仍有头晕，CT示：病灶有扩大之势。医院建议住院静点，患者未从，自服上方五剂，配服卡托普利、阿司匹林。4月16日电告：近日纳食不香，大便溏，头晕，上方去焦栀、淡豆豉，加党参20g，生山楂25g。

三诊：4月27日。电告：服上方10剂，头晕见减，纳谷转香，下肢力增，行路较前灵活，唯腹部坠胀，血压：140～150/80～90mmHg，但无明显血压升高之不适感觉。因不得谋面，暂从升发脾胃清阳入手，上方加葛根25g。

6月4日电告：服上方10剂，下肢力增，头晕显减，目前已停药，情况稳定。11月15日电告：夏季未服任何药物，状况良好。近一月血压升高：140～150/90～100mmHg，又以补肾化痰降逆之剂治之。

按：初诊脉见弦大而长兼有左部冲逆，肝阳上亢也；足跟痛、视物昏花，肝肾阴虚也。故以六味、杞、菊、归、芍补肝肾，化用张氏建瓴汤之义用怀牛膝、生石决明潜阳降逆，加栀子豉汤解郁除烦。二诊见纳食不香，大便溏，头晕，用补脾消导有效，三诊因无法面诊，据"清气在下，则生飧泄；浊气在上，则生䐜胀"，承二诊之义，暂从升发脾胃清阳，降浊逆治之显效，此后停药，整个夏季血压平稳，可知六味、建瓴之法，与镇肝熄风汤方义异曲同工，治高血压亦有效也。总结多例病案，知补肾为降压重要治法，补肾分阴阳，滋肾阴可用六味地黄汤、镇肝熄风汤、建瓴汤，温肾阳可用二仙汤。

中风后眩晕案 2

张某，女，65 岁，哈尔滨市道外区团结镇人。

初诊：2015 年 10 月 6 日。一个月前因额头眩晕、口涎多入住哈尔滨医科大学附属一院，诊断为脑干腔梗，病变在延髓神经。患者急性期阶段吞咽不利，后逐渐缓解，现左半身冷凉，时有麻木，且仅左半身汗出，眩晕仍重，痰多色白，大便二日一行。舌偏暗，尖边绛，苔浮白黄腻；脉左关尺虚缓，右寸滑略有劲感。患者体形偏胖，平素恶热。

处方一：清半夏 20g，生白术 30g，天麻 10g，茯苓 30g，柴胡 15g，酒芍 30g，当归 15g，生地 25g，水牛角 25g，紫草 15g，钩藤 20g（后下），生石决明 30g（碎），赤芍 15g，牡丹皮 15g，枸杞子 30g，茺蔚子 15g。七剂，服完后继服处方二。

处方二：清半夏 20g，生白术 25g，天麻 10g，茯苓 30g，柴胡 15g，酒芍 30g，当归 15g，生地 25g，钩藤 25g（后下），生石决明 30g（碎），赤芍 15g，牡丹皮 15g，枸杞子 30g，茺蔚子 15g，川芎 10g，胆南星 5g。七剂。

二诊：10 月 18 日。服处方一即眩晕大减，其间时有恶心。现眩晕缓解强半，左半身冷麻均无，已能周身作汗，但汗出而凉，并有畏寒，大便日行一次，口涎仍多，下肢软。舌暗见紫，苔浮白黄腻；脉左关尺虚滑软，脉体甚薄，右寸滑而有力。

处方：清半夏 20g，生白术 30g，天麻 10g，茯苓 30g，牛蒡子 20g，僵蚕 15g 钩藤 20g（后下），生石决明 30g，赤芍 15g，川芎 10g，细辛 5g，胆南星 5g，茺蔚子 15g，生姜 3 片。七剂，配服金匮肾气丸。

按：患者眩晕，兼有体胖，痰多色白，口涎多，舌苔浮白黄腻，肝风夹痰甚明，故初诊处方一以半夏白术天麻汤为主方，加钩藤、石决明平肝息风；因舌绛，合入犀角地黄汤凉血散瘀；茺蔚子活血通络，合以天麻息风，可治风中络脉，闭而不通，为祝谌予先生常用对药；脉左关尺虚缓，肝肾阴虚，故加枸杞子益肝肾。因当下患者痰湿较重，故未大加补益肝肾。当时余因故两周后方能再次出诊，是以连开两方，处方二继步前法，减犀角地黄汤之味，加川芎、胆南星活血化痰。二诊大效，非但眩晕显减，左半身汗出、冷麻亦得消除。《内经》云"汗出偏沮，使人偏枯"，今收此效，知患者病情已步入坦途。唯患者汗出而凉，畏寒，与原来恶热大相径庭，盖其痰湿乍去，阳气一时难以敷布故也。遂再步前法，加牛蒡子、僵蚕、细辛等化痰通脉，配服金匮肾气丸温肾，以助阳气敷布，并杜生痰之根。

（六）胸痹心痛心悸病案

胸痹案 1

宋某，女，66 岁，哈尔滨市人。

初诊：2015 年 7 月 23 日。郁怒或劳动则后背作痛、胸闷痛，哈尔滨医科大学附属第四医院诊为心脏神经官能症，恶热，乏力，便溏，膝痛。舌暗苔白润，双尺虚缓。FBG：6.5mmol/L。

处方：炮附子 10g，党参 25g，炒白术 15g，干姜 10g，炙甘草 10g，茯苓 30g，酒芍 50g，鸡血藤 40g，当归 15g，丹参 20g，制乳香 2.5g，制没药 2.5g。七剂。

二诊：7 月 30 日。整体见佳，胸背痛皆无，大便由日一次转为日二三次，生气则口角颤动。舌暗红，苔白黄腻，脉同上。上方去炮附子，加仙灵脾 25g，柴胡 15g，七剂。

三诊：8月5日。近日口角颤动消失，大便不尽感，日二三次，食油腻则右胁胀痛，周身乏力，舌暗红，苔白黄腻，有浮沫，脉同上。

处方：旋覆花30g（包），茜草15g，酒芍50g，炙甘草10g，柴胡15g，当归15g，茯苓30g，炒白术15g，杏仁15g，陈皮15g，枳实15g，肉桂10g（后下）。七剂，配服金匮肾气丸。

四诊：8月13日。右胁痛无，力增，腰痛大减（患者原来并未言及腰痛），仍大便日行数次，后半夜自觉气难以呼出，左膝略痛，下唇略颤。舌暗红，泛紫气，中后部苔浮白黄腻，脉同上。FBG：5.2mmol/L。

处方：生黄芪25g，知母10g，旋覆花30g（包），茜草15g，柴胡15g，当归15g，酒芍30g，升麻5g，桔梗10g，干姜5g，党参20g，炒白术15g，苍术15g，黄柏15g。七剂。

按：据患者脉象，此肾阳虚，推动无力，气血周流不畅，故胸背痛，膝痛、乏力、便溏、舌暗、苔白润皆虚寒之象。附子汤为《伤寒论》治疗少阴病阳虚身痛效方，故以之为基础方，又合活络效灵丹，主治"一切经络湮塞"证。二诊见效明显，因舌转见热象，故以仙灵脾之温润代附子之刚燥，加柴胡配合当归、酒芍柔肝理气，解筋脉拘挛，治口角颤动。三诊，大便不尽，食油腻则右胁胀痛，舌暗红，苔白黄腻，有浮沫，此痰湿阻滞，气机失畅也，故改用茯苓杏仁甘草汤合橘枳姜汤，配合旋覆花汤通肝络，治胁痛。四诊，气难以呼出，有大气下陷之象，以理中丸合升陷汤温阳益气升阳，舌中后部苔浮白黄腻，中下焦湿热也，故合二妙散。

又按：当今临床多将冠心病心绞痛归为胸痹范畴，笔者以为不然。《诸病源候论》心痛候载有"朝发夕死，夕发朝死"之真心痛，与心肌梗死甚是类似，此为心之正经被伤所致；若是心"支别之络脉"被伤，亦发心痛，但乍间乍甚，经久不瘥，为久心痛，与冠心病心绞痛类似。而《肘后方》、《千金方》皆载胸痹有"胸中愊愊如满，噎塞习习如痒，喉中涩燥，唾沫"表现，结合《金匮要略·胸痹心痛短气病》胸痹诸条描述，可知胸痹虽有胸部痞塞疼痛表现，多为饮邪阻滞、胸阳被遏所致，实际为胸部经脉经气不利之证，并非心"支别之络脉"被伤所致。从现代医学诊断而言，胸痹似与肋软骨炎、胸胁间神经痛以及筋膜炎之类相类似，非可与冠心病心绞痛简单对应也。心脏神经官能症无冠状动脉著变，故暂以胸痹称之。

胸痹案 2

丁某，男，38 岁，哈尔滨市人，个体商人。

初诊：2015 年 3 月 12 日。时发胸闷气短，抽烟、多食后易发，每于半夜发作欲死，全家惊骇，经查有冠状动脉斑块，已经钙化，心肌桥，常服倍他乐克、复方丹参片维持。患者忧心忡忡，夜寐多梦，口干口黏，溲黄泛沫，便溏，阴囊潮湿，后腰板滞，晨起腰背酸痛。舌紫暗，有齿痕，苔白厚；脉左尺虚缓，右尺虚弦。FBG：6.9mmol/L，血压 128/87mmHg。

处方：炮附子 15g，炒白术 20g，红参 10g，茯苓 50g，酒芍 30g，苏木 15g，鸡血藤 50g，滑石 30g（包），川芎 10g，苍术 15g，香附 15g，焦栀 15g，淡豆豉 15g，神曲 30g。七剂。

二诊：3 月 19 日。左踝骨折在家休息，不能来诊，其母代述胸闷气短减轻，后腰见舒，二便正常。上方加桃仁 10g，红花 10g，七剂，配服金匮肾气丸。

三诊：3 月 26 日。胸闷气短大减，仍阴囊潮湿，后腰板滞，腰背酸重，口干口黏，溲黄，大便略干。舌淡紫，有齿痕，苔薄，脉同一诊。

处方：炮附子 15g，生白术 30g，红参 15g，苏木 15g，鸡血藤 50g，茯苓 50g，党参 25g，炒白术 15g，干姜 10g，炙甘草 10g，葛根 30g，桑寄生 25g，滑石 30g（包），生山楂 25g，酒芍 30g，桃仁 15g，红花 15g。七剂。

按：据脉，此为肾阳虚，合之于舌，此为血瘀与痰湿并存，故以附子汤温肾，合张金衡先生冠心安方化瘀利湿；因患者心理负担较重，多食则易发，舌有齿痕，苔白厚，故合越鞠丸解气血痰火湿食之郁。二诊见效，考虑患者初诊本有舌紫暗，不幸骨折，必伤血络，故加桃仁、红花活血化瘀。三诊大效，知上法合度，今加大温阳利湿，活血通脉之力。

又按：张金衡先生为 20 世纪中前叶哈尔滨市四大名医之一，医道高深，冠心安方为其治疗冠心病经验方，用治冠心病病机属气滞血瘀与痰湿并存者，组成：鸡血藤 50g，当归 50g，川芎 25g，苏木 50g，乌梅 50g，滑石 50g，代赭石 40g。今患者血瘀、痰湿并存，故仿用之。

又按：此患有心肌桥，并未有冠状动脉显著病变，主症虽有胸闷气短，发作欲死，仍归入胸痹范畴。

心痛案 1

张某，男，58 岁，河北省临西县乔屯村人。

初诊：2014 年 1 月 21 日。长期胸闷胸痛，入冬更甚，行则气短，眼睑肿，乏力，口苦。舌暗红见紫，苔黄腻不甚厚；脉左虚弦，右虚大。

处方：汉防己 20g，桂枝 20g，党参 25g，炙甘草 15g，生石膏 40g，炙黄芪 20g，生白术 25g，葶苈子 20g，大枣 6 枚。五剂。

二诊：1 月 26 日。胸闷、胸痛、气短显减，眼睑松快，仍肿，口苦无。舌红减，仍紫，苔黄白不厚；脉左关虚弦，右虚大。上方去生石膏，加茯苓40g，当归15g，山萸肉20g，七剂。

三诊：2月2日。面肿减，眼睑松，唯心悸，胸腹撑胀，略有口干，便溏。舌暗红见紫，苔白黄，已不甚厚；脉左寸关虚弦大，右关尺虚大。

处方：汉防己20g，桂枝20g，党参25g，炙甘草15g，生石膏30g，生龙骨25g（碎），生牡蛎30g（碎），山萸肉20g，仙灵脾25g，瓜蒌20g。七剂。

四诊：2月8日。心悸已减，仍胸腹撑胀。舌暗仍见紫，苔黄腻大减；脉左尺虚弦，右尺虚大。

处方：汉防己20g，桂枝20g，红参10g，炙甘草15g，生石膏30g，生龙骨25g（碎），生牡蛎30g（碎），山萸肉20g，仙灵脾25g，瓜蒌20g，薤白15g，清半夏15g，苏木15g。七剂。

此后以补中益气丸、血府逐瘀丸等巩固，具体已忘却。

按：仲景曰：脉双弦主寒，偏弦主饮。初诊脉偏弦，结合舌象，按饮郁化热论治，投以木防己汤，合以防己黄芪汤益气补虚，葶苈大枣泻肺汤平喘。全方无明显活血药物，唯以辨证论治为主，取效甚速，不可先入为主，按治冠心病一般思路，大加活血药也。二诊口苦无，舌红减，热象见去，故去石膏；因舌紫，加当归活血，且当归、黄芪又成当归补血汤结构，补气养血。因本诊突显左关虚弦，故按肝阴血亏虚加山萸肉。三诊略有口干，结合舌象，热象未全除，故重又加石膏清之；右脉提示肾阳不足，故加仙灵脾补之，加瓜蒌散结治其胸腹撑胀。四诊左脉提示肾阴虚，右脉提示肾阳虚，故仍加山萸肉、仙灵脾阴阳双补；上诊单用瓜蒌治其胸腹撑胀不效，故合入瓜蒌薤白半夏汤方加大药力，温阳散结，党参改用红参，亦是温阳之义。

心痛案 2

杜某，女，68 岁，哈尔滨市人。

初诊：2014 年 1 月 21 日。平素有心痛之疾，常口服"欣康"（单硝酸异山梨酯）维持，近日忧劳，心痛宿疾转甚，因而来诊。现心怯易惊，心悸，胸闷，时发胸中聚痛，善太息，纳少，乏力，大便量少，口干，口中灼热。舌偏暗，泛紫气，苔白不厚；脉左寸滑，右寸滑而不柔。

处方：桂枝 20g，炙甘草 30g，生龙骨 25g（碎），生牡蛎 30g（碎），酒芍 30g，生晒参 10g，干姜 10g，清半夏 10g，黄连 5g，黄芩 15g，酒大黄 5g，枳实 15g。五剂。

二诊：1 月 22 日。口中灼热减，心悸、胸闷、胸痛均显减，仍口干，乏力，寐差、心怯易惊。舌同上，苔白黄腻；脉左尺、右关虚滑，有洪意。上方去酒芍，炙甘草减为 15g，加鸡血藤 40g，秫米 30g，七剂。

三诊：1 月 27 日。夜寐明显转佳，口干减，力增，自述平素常服大黄，否则大便难下，服二诊方以来未服大黄，大便仍畅，唯动则心怯易惊，气短，颜面略见浮肿。舌暗见紫，苔白黄腻。脉双尺虚洪滑。

处方：桂枝 20g，炙甘草 30g，生龙骨 25g（碎），生牡蛎 30g（碎），熟地 25g，山萸肉 20g，山药 30g，泽泻 15g，茯苓 40g，丹皮 15g，鸡血藤 50g，清半夏 10g，黄芩 15g，络石藤 30g，干姜 10g，知母 15g，天花粉 15g。七剂。

2 月 6 日电告：诸症皆减。3 月 1 日来告：心脏整体稳定。

按：初诊患者纳少，口干，便少，苔白，脾胃湿热也；结合双寸脉滑，又有心悸，胸闷，心怯易惊，此湿热挟及上焦，心阳被遏所致也，故以半夏泻心汤治之，恐心阳不足，又合桂枝甘草龙骨牡蛎汤。方中重用炙甘草，此仿炙甘草汤之意，益心气，止悸动，合芍药又有芍药甘草汤之意，以解痉止胸痛。二诊心悸、胸闷、胸痛显减，故去芍药，又恐炙甘草多用壅滞中气，是以减之；因患者寐差，故加秫米，合半夏成半夏秫米汤结构，化湿安神；因舌泛紫，故加鸡血藤行血补血。三诊夜寐明显改善，可见半夏秫米汤化痰湿安神之力；更有可言者，患者素以大黄通便，自二诊以来未服大黄，大便仍畅，盖其脾胃湿停，气滞不畅，以致大便不能正常得下也，大力化痰湿，河道廓清，舟车自能畅行也。三诊脉转双尺虚，与前两诊不同，中上焦痰湿渐去，肾虚之本象始露也，故改以六味地黄丸合桂枝甘草龙骨牡蛎汤为主，形成心肾两补之局；因口干，略见浮肿，加知母、花粉清热消肿。

又按：关于知母消肿，诸家较少言之。《金匮要略》桂枝芍药知母汤方义，教材多解为清热养阴，实则桂枝芍药知母汤方证本有"脚肿如脱"，仲景加知母意在利水消肿，《本经》言知母可"下水气"，是为明证。知母、花粉并用，清热消肿，龙江名家华廷芳、张琪先生皆用之，笔者曾治肾功能衰竭某患，迭用诸法，水肿不效，某诊见其口干、下肢肿，改以前方加知母、花粉，五剂肿消，此后常用之。

心悸案 1

史某，女，64 岁，哈尔滨市人。

初诊：2011 年 4 月 23 日。房颤一年余，上楼气短明显，间断服用可达龙、参松养心胶囊维持，静息心率 48～54 次/分，发病时心率 180～190 次/分；降压药原用心痛定（硝苯地平），血压 140～150/90～100mmHg。现房颤发作频率增加，发作时间日渐延长，纳谷不香，腰酸背痛。舌淡暗，舌边略有齿痕，中前部有裂纹，苔薄白腻，中后罩黄；脉左有弦意，右虚涩，双脉均无力，结有小数。2011 年 3 月 18 日 ECG：窦性心律伴偶发室上性早搏，电轴左偏，左前束支传导阻滞。

处方：党参25g，炒白术15g，当归15g，炙黄芪15g，陈皮25g，柴胡15g，生地25g，山萸肉20g，山药20g，茯苓40g，泽泻15g，丹皮15g，丹参25g，炒杜仲25g，神曲30g（包）。五剂。

二诊：4月28日。心脏偷停减少，后背冷，食后时有嗳气。舌淡暗，苔薄白，中后罩黄而腻；脉整体较上诊有力。上方炒杜仲增为30g，加甘松15g，五剂。

三诊：5月3日。整体见佳，时发心悸，发作后不再心中慌乱，食后嗳气、后背冷皆消失。舌淡红，苔薄白，略有齿痕，脉左关小弱，右关尺弦涩结，较前有力。血压150～160/100mmHg。上方去甘松，炒杜仲增为40g，加肉桂10g，五剂。

四诊：5月8日。电告：证情大转，食后嗳气、后背冷始终未作，唯时发心跳略快，继续上方五剂。

五诊：5月13日。时发心跳略快，舌见红，苔薄白；脉左关、右部弦结，均较前滑利有力。上方去肉桂，加苦参5g，五剂。

六诊：5月18日。舌同上，脉左见弦，右较左略大，但相对滑利。双侧有小数，均较初诊时有力。近日心率100～110次/分，血压120～130/70～80mmHg。上方去苦参，加桂枝15g，炙甘草15g，生龙骨20g（碎），生牡蛎30g（碎），十剂。

七诊：5月28日。服完五剂，心中悸动，心率大于100次/分，约三四日始缓，午后睡意浓厚。舌质红润，苔白腻不甚厚；脉左关尺弦细而滑，右关部缓和有力，按脉良久仅早搏一次，左右脉大为迥异。近日心率60次/分，血压120/70～80mmHg，继服上方五剂。后患者整体平稳，十减七八，因其急于停药，无奈以补中益气汤合六味地黄丸方为做丸药继服。

按：*初诊脉结、涩，有滞也；弦，郁也；虚、弱、促，气*

血不足也。舌有齿痕，纳少，食后脘胀，腰背酸痛，脾肾两虚也。故以补中益气汤合六味地黄丸，加丹参、神曲行滞，炒杜仲强腰膝，兼以降压。此后一直沿用此法，效果渐显。三诊右关尺见弦，加之原有后背冷、肾阳不足之象，故加肉桂温阳。六诊合以桂甘龙牡汤，温心阳，重镇安神，心律明显改善。余诊按药理研究，加有改善心律作用之甘松、苦参，不再赘述。

心悸案 2

芦某，女，40 岁，哈尔滨市人。

初诊：2012 年 2 月 16 日。2012 年春节前后心悸气短明显，于哈尔滨医科大学附属第四医院做 Holter：总心率106871，24 小时室早 4074 个，其中部分呈间位性；肝功、肾功、甲功、心脏彩超皆无显著病变；平素血压 110/70，近日接近正常值上限。因恐手术上台时难以及时捕捉到异位起搏点，故未做射频消融术，服美西律 10 日，每次 150mg，日三次口服。后经余推荐就诊于我校心脏专科某医，该医嘱美西律减为每次 100mg，日三次口服，并计划于服中药一周后减为每次 50mg，日三次口服，经服该医汤方四剂，无明显改善，遂求诊于余。此前遵该医医嘱减量服用美西律已五日，现心悸显减，然彻夜不眠，头昏如蒙，胸闷气短，易恐略悲，焦躁不安，食欲甚差，口干，大便干结，乏力明显。舌暗泛紫，苔白腻满布，脉左虚细，沉取寸大，右关滑有力，左脉显弱于右。

处方：炙黄芪 15g，当归 15g，党参 25g，麦冬 20g，五味子 10g，清半夏 15g，陈皮 25g，茯苓 40g，石菖蒲 15g，蜜远志 10g，丹参 25g，瓜蒌 20g。五剂。

2 月 23 日患者来告：现美西律减为每次 50mg，日三次口服，自觉早搏仅偶发，精神振奋，情志转佳，睡眠见佳，大便畅，略有口干，舌脉同上。余建议继步前法，患者认为已经大见改善，转从余所推荐某医，后不知所终。

按：据脉，左脉明显弱于右脉，考虑血虚，气旺则血生，故当益气养血，唯其脉沉取左寸大，考虑心血虚，故以生脉饮补心为主，合入当归补血汤之意；右关滑，结合舌苔白腻满布，脾湿也，故合十味温胆汤；舌暗泛紫，加丹参活血通脉，又不伤血；瓜蒌化痰宽胸，此仿仲景瓜蒌薤白三方之意也。服后大效，然舌脉未见改观，本当击鼓继进，以克全功，患者未从，甚是可惜。

心悸胃痛案

齐某，女，55岁，内蒙古自治区通辽人。

初诊：2011年12月24日。本以电话商治多发性子宫肌瘤（大者3~5厘米），余问知心悸多汗，不欲食，吞酸胃痛，原有大便干，以老蔻丸等服之，大便转成条而畅，血压高低不定，月经尚有，已不规则，舌暗苔白腻。

处方：党参25g，炙黄芪30g，生地25g，川芎15g，当归15g，白芍30g，生白术40g，茯苓40g，桂枝20g，生山楂20g，炒枣仁20g，生龙、牡各30g（碎），砂仁10g。五剂，并嘱停服老蔻丸。

二诊：12月29日。电告：服后大便转不成形，心悸汗出显减，纳食转香。又诉平素巅顶痛，畏风冷，咽喉时有红肿疼痛。上方去生白术，加吴茱萸5g，生姜3片，大枣6枚，枣仁增为30g，五剂。

三诊：2012年1月5日。电告：心悸汗出皆无，纳食佳，咽喉肿痛虽减未消。上方去吴茱萸，加牛蒡子15g，五剂。

1月5日其子电告：疗效甚佳。此后断续调方服用，至7月13日以胃中烧灼针刺样疼痛，连及食管咽喉求诊，尿热，夜寐不实。

处方：百合 25g，生甘草 15g，柴胡 15g，郁金 15g，黄芩 15g，乌药 15g，川楝子 15g，丹参 15g，海螵蛸 25g，茜草 15g。六剂。

7月 19 日电告胃中烧灼针刺样疼痛大减，已能得寐二小时，唯言语中自觉声嘶。上方加牛蒡子 15g，六剂。

按： 本患已过七七之年，尚未闭经，确有发生肿瘤之风险，平素郁怒多疑，周身不适，本案择其要者选录。初诊之时，虽未谋面，心悸多汗，心之气血不足可知，故停开破之老蔻丸，改以圣愈汤补益气血，合桂甘龙牡汤鼓舞心阳，加茯苓、白术兼理脾胃。二诊见效，再步前法，合吴茱萸汤治其便溏、巅顶痛。三诊因咽喉肿痛去吴茱萸，加牛蒡子解毒利咽。7月份用方为湖南"中医五老"之一夏度衡肝胃百合汤，由此案当知治肝胃诸症有凉润解郁法。

又按： 2015 年下半年以来，读《温病条辨》知调理肝胃诸症有苦酸泄热法，药如黄芩、黄连、乌梅、白芍等，临证与泻心汤类合用有效。

（七）不寐病案

不寐案 1

梁某，男，65 岁，哈尔滨工程大学退休职工。

初诊：2009 年 12 月 26 日。20 年前即曾日夜不寐，诸法疗效不显，曾服酸枣仁、谷维素、巴西圣约翰草、脑白金不效，后渐渐好转。原有腰酸腿痛，足跟痛，服六味地黄丸有效。近一月或入寐难，或易醒，或彻夜不眠。舌紫偏鲜，中部苔白带黄，乏津开裂；脉左寸冲逆，关尺弦硬，右滑大，寸有冲逆感。

处方：百合 30g，生地 20g，川芎 15g，当归 15g，赤芍

20g，山萸肉 20g，山药 20g，茯神 30g，泽泻 15g，牡丹皮 15g，夏枯草 15g。五剂。

五剂尽，夜寐可达五六个小时，喜笑颜开。

按：据脉左关尺弦硬，肾阴虚也。双寸冲逆，心肾不交也。结合先前服药史用六味地黄丸治疗腰腿痛、足跟痛有效，亦证患之体质以肾阴虚为主，故以六味地黄丸为主方，百合、枯草为魏良春治疗不寐经验对药，随证加之可也。

不寐案 2

李某，女，46 岁，哈尔滨市人，哈尔滨市香坊火车站职工。

初诊：2015 年 3 月 29 日。烦躁难眠，寐中易醒，时发胸膺刺痛，甚则连及后背，多持续 10～20 分钟方缓，有时胸痛终日，便干，月经不规则，末次月经 3 月 8 日。舌淡暗，苔灰白干，脉双尺虚缓。

处方：炒枣仁 10g，茯神 20g，知母 15g，川芎 5g，桃仁 10g，红参 10g，苏木 15g，生龙骨 25g（碎），生牡蛎 30g（碎），蜜远志 5g，石菖蒲 15g，生白术 30g。七剂。

二诊：4 月 5 日。服药后月经于 3 月 30 日即转，夜寐显安，膺痛发作次数显减，偶发亦转瞬即逝，大便通畅。舌淡暗，尖略红，苔薄白；脉左尺虚滑，右关尺虚滑。上方去桃仁，加黄连 5g，肉桂 5g，桂枝 20g，炙甘草 15g，七剂。

三诊：4 月 12 日。膺痛已不明显，时发心悸。舌淡见灰暗，泛紫气，尖略红，苔薄，双尺虚缓小。

处方：红参 10g，苏木 15g，生龙骨 25g（碎），生牡蛎 30g（碎），蜜远志 5g，石菖蒲 15g，生白术 30g，桃仁 10g，红花 10g，炒枣仁 10g，僵蚕 15g，牛蒡子 20g，葛根 30g，桑寄生 25g。七剂。

按：患者烦躁难眠，思《金匮要略》曰"虚劳虚烦不得眠，酸枣仁汤主之"，故以酸枣仁汤治之，又寐中易醒，故合入孔圣枕中丹；胸膺刺痛，舌灰暗，故加桃仁、苏木等活血药；便干，故重用白术运脾通便。二诊大效，知酸枣仁汤证确为不寐兼虚烦者，囊昔余见不寐即妄用安神之合欢皮、夜交藤、酸枣仁、柏子仁、生龙骨、石菖蒲等，或效或不效，辨证未明也；用酸枣仁汤多次不效，辨方证未明也。今减化瘀之桃仁，以防伤正；又舌尖略红，双尺虚，从心经有热，肾阳不足，心肾不交辨治，故合入交泰丸交通心肾；舌淡暗，故合桂枝甘草汤温通心阳。三诊舌又泛紫，盖二诊去桃仁后活血之力不足故也，是以三诊又加桃仁、红花、葛根活血，僵蚕、牛蒡子化痰通脉。

不寐案 3

杜某，女，49 岁，哈尔滨市人。

初诊：2015 年 3 月 29 日。长期入寐困难，自觉生活压力大，两颞痛，胃脘胀，嗳气，烘汗，便秘，常用开塞露维持。舌略暗，泛紫气，苔薄；脉左关尺虚缓，右关虚弦细。

处方：柴胡 15g，酒芍 30g，当归 15g，茯苓 30g，生白术 30g，酒大黄 10g，桃仁 10g，清半夏 15g，牡丹皮 15g，焦栀 15g，山萸肉 20g。七剂。

4 月 5 日其父来诊，言患者睡眠明显改善，因故停服。

按：胃脘胀，嗳气，便秘，胃肠气滞明显，胃不和则卧不安，故长期寐差。据左脉，参以患者为七七之年，时发烘汗，提示肝肾阴虚；右关虚弦细，肝郁乘脾也，故以加味逍遥散疏肝解郁，加山萸肉补益肝肾，因舌泛紫气，又合桃仁、酒大黄通腑化瘀清热。

（八）中风病案

中风案 1

陈某，男，58 岁，河北省临西县乔屯村人。

初诊：2013 年初。腔梗复发，左半侧肢体活动不利，凉麻胀痛，屈伸不利。舌暗苔白厚腻水滑，脉已忘记。蹒跚倚杖而行，言语不利，血压控制不理想。

处方：补中益气丸，早饭后服；二陈丸，午饭前服；归芍地黄丸，晚饭前服。同时泡服玉米须水服，尼群地平、卡托普利控制血压。

二诊：上述服药方案执行三日，病侧肢体转温，下肢渐觉有力。后电告血压时高，嘱服杞菊地黄丸后降。2013 年 10 月检查血脂偏高，断续服用辛伐他汀一两月，后检查血脂仍偏高。2014 年初余返乡，见其言语较流利，已可弃杖而行，纳食转香，患者自述齿龈肿痛，进食后尤甚。舌暗红，后部苔黄厚腻，脉双尺虚浮。

处方：豨莶草 40g，熟地 25g，龟板 15g，知母 5g，黄柏 5g，灵磁石 30g，怀牛膝 25g，川牛膝 25g，肉桂 10g。五剂。配服归芍地黄丸，按说明饭前服，同时停服辛伐他汀。

三诊：肢体疼痛更甚，血压已经正常。

处方：龟板 15g，代赭石 30g，怀牛膝 25g，川牛膝 25g，炒白芍 40g，炙甘草 15g，生龙骨 25g（碎），生牡蛎 30g（碎），茵陈 25g，红花 10g，桃仁 10g，威灵仙 15g。五剂。二妙丸早饭前、午饭前服，归芍地黄丸晚饭前服，同时枸杞子每日不拘量泡服。

四诊：左臂疼痛较二诊时减轻，左下肢肿大减，略痰几无，血压一直稳定在 120～130/75～90mmHg。仍齿龈肿痛，心悸，左手难以握固。舌淡暗水滑，后部黄腻略厚；脉左寸虚滑大，右尺虚大。

处方：桂枝 20g，炙甘草 15g，生龙骨 25g（碎），生牡蛎 30g（碎），桑枝 40g，红花 10g，桃仁 10g，威灵仙 15g，怀牛膝 25g，川牛膝 25g，炒白芍 40g，豨莶草 40g，肉桂 10g。五剂。丸药服用同前。

按：初诊因余归哈尔滨，无法汤药调理，遂以补中益气丸补气以助血行，合以归芍地黄丸，养血活血，二陈丸化痰湿，玉米须泡服调节糖脂。孰料三日显效，病侧肢体转温，血脉渐通可知。后血压控制不理想，以杞菊地黄丸滋肝肾，潜浮阳。一年后二诊据脉，以肾阴虚有热，挟有痰湿内蕴辨治，仿任应秋先生豨莶至阴汤之义，益阴清热化痰湿。三诊肢体疼痛转甚，盖为血脉将通未通之象，故稍事加减，助其通利。四诊转以养心阳，治其心悸；据右脉提示肾阳不足，故加肉桂。

中风案 2

杨某，女，78 岁，辽宁省抚顺市人。

初诊：2012 年 1 月 2 日。电告：患者右颞叶梗塞，现已出院，五心烦热，左侧肢体废用疼痛，口唇紫，溲略黄，大便秘，必用开塞露始得下。舌暗，苔黄腻，脉沉弦滑结。血压：180/100mmHg。

处方：苍术 15g，黄柏 15g，胆南星 10g，汉防己 20g，威灵仙 15g，桃仁 15g，红花 10g，龙胆草 10g，羌活 5g，神曲 30g，大黄 10g，西洋参 10g，麦冬 25g，五味子 15g，生白术 30g。三剂，一剂分四五次少量频服，一日内服尽。

二诊：1 月 7 日。2012 年 1 月 2 日晚间进服少许，次日继服少量，之后吐痰明显较前两日多，早饭后大便得下，药甚合度。1 月 3 日夜间电告：患者大便畅，肢体疼痛未言，五心烦热亦减。1 月 7 日三剂服尽，肢体疼痛减，溲转清，大便不甚畅，舌苔转白仍厚腻。嘱以生脉散合温胆汤服之。

后知：他医擅改处方，患者服后心烦躁扰，之后迭换处方，不知所终。

按：初诊据舌脉知为痰瘀互结之证，因患年高，故合以生脉散益气养阴。当时患者血压甚高，用生脉散之时，颇费踌躇，后思顽固性高血压属虚寒者，附子亦在所不避，谨守病机可也，遂用之而效。二诊痰湿仍盛，本当除恶务尽，投用温胆汤，惜未能一以贯之。

（九）脾胃病案

胃脘痛案 1

张某，女，58 岁，哈尔滨工业大学退休职工。

初诊：2014 年 1 月 7 日。近日胃中冷痛，得暖则舒，时恶心嗳气，不欲食饮，自感欲食凉，试进萝卜蘸酱觉舒，大便量少。舌暗红，苔黄腻偏厚；脉左寸虚缓见大，右虚缓。

处方：清半夏 20g，炙甘草 15g，黄芩 15g，黄连 5g，苏叶 10g，干姜 10g，太子参 15g，酒芍 50g，生姜 3 片，大枣 4 枚。五剂。

二诊：1 月 12 日。服后便溏，胃中觉舒，纳食见香。舌淡紫，苔显减，局部仍有黄白厚之感；脉左虚缓，右虚弦见大。

处方：桂枝 15g，酒芍 10g，炙甘草 10g，太子参 15g，炒白术 20g，干姜 10g，苏叶 10g，黄连 5g，肉桂 5g。五剂。

按：初诊患者胃中冷，又欲食凉，视舌见脾胃湿热，又脉见虚象，此为脾胃气虚、湿热蕴蓄之证，因寒热错杂，故以辛开苦降之半夏泻心汤为主方，合以苏叶黄连汤以芳香悦脾，开胃进食，其中人参改用太子参防助热，芍药酒炒重用以治胃痛。二诊症状改善，而脉见土虚木乘之象，故转以桂枝汤合理中汤温中补虚为主，其中加肉桂，是釜底加薪之意，助理中汤之力也，黄连与理中汤又成连理汤结构，补中兼以清化湿热。

又按：忆于景献先生谈呃逆无非三证：旋覆代赭汤证、吴茱萸汤证、半夏泻心汤证。吴禹鼎先生曰：小半夏汤治"诸呕吐，谷不得下"或"心下有支饮"而上逆呕吐者；旋覆代赭汤偏重于和胃化痰，重镇降逆，可治痰气交阻所致心下痞、嗳气；吴茱萸汤温中散寒降逆，可治胃气虚寒，浊阴上逆之证。本患平素多嗳气，余初诊以半夏泻心汤治其胃脘冷痛收效颇佳，同参之。

胃脘痛案 2

刘某，男，15 岁，哈尔滨市人。

初诊：2015 年 1 月 18 日。胃脘刀割样疼痛，时发胃胀，常于夜间 11 时反酸，大便溏或不畅，或有如厕时腹中绞痛，时口干，饮不解渴，心烦易怒，困倦。舌淡暗而胖大，根部苔黄白不厚，脉弱。

处方：清半夏 15g，干姜 10g，红参 15g，枳实 15g，炙甘草 10g，柴胡 15g，酒芍 40g，黄芩 15g，黄连 5g，焦栀 15g，淡豆豉 15g。五剂。

二诊：胃脘痛胀、反酸皆无，大便成形，甚是通畅，仍口干，饮不解渴，溲黄，起则头晕，困倦。舌淡暗而胖大，苔薄白；脉虽弱而见起。

处方：桂枝 20g，炙甘草 15g，茯苓 40g，炒白术 20g，猪苓 15g，泽泻 15g，红参 15g，清半夏 15g，黄芩 15g，干姜 10g。十四剂。

按：初诊患者苔黄白，胃脘痛，胃胀，反酸，大便溏或不畅，从脾胃湿热、升降失常辨治，主以半夏泻心汤；因舌淡胖，脉弱，故用红参、干姜、甘草之类，有理中丸之意，以温中阳；定时发作之证，多从疏利少阳入手，结合患者心烦易怒，故合入四逆散、栀子豉汤疏肝解郁。二诊脾胃诸症大减，舌苔转薄白，脾胃湿热去也；舌仍淡胖，口干，饮不解渴，中阳不足，水气不化，难以上承也，故改以苓桂术甘汤合五苓散为主温运中阳，化气行水。

又按： 初诊方总体为苦酸泄肝和胃法，叶天士、吴鞠通皆善用此法治疗肝胃郁热之证，笔者仿而用之，屡有效验，学者识之。

胃脘痛案 3

孙某，女，37岁，哈尔滨市人，图书馆工作。

初诊：2013年12月24日。胃脘痛缠绵不愈10余年，夜寐多梦，时吞酸，颈肩痛。舌暗红泛紫，红点散布，苔薄；脉左虚软短，右虚大。左手副交感区面积小（平素低血压），末次月经12月1日。

处方：生地25g，麦冬20g，枸杞子30g，北沙参15g，当归15g，川楝子15g，炒白芍40g，炙甘草15g，五味子5g。五剂。

二诊：12月28日。胃脘痛未作，时反酸（自诉食柚子、橘子致酸），颈肩痛，脉几同上。上方去五味子，加玉竹30g，石斛15g，吴茱萸5g，十剂。

三诊：2014年1月7日。12月31日经转。此间胃脘痛仅作三次，发作时痛势不剧，颈肩痛。舌见暗红，苔薄，脉双尺偏浮。上方去吴茱萸，加肉桂5g，枸杞子20g，十剂。

此后补中益气丸早饭后服，杞菊地黄丸午饭前、睡前服，以资巩固。

按： 初诊舌暗红苔薄，结合脉虚，此为阴虚有热无疑，故以一贯煎为主加减治之，合芍药甘草汤缓急止痛，兼能酸甘化阴，以治阴虚；北沙参、麦冬、五味子又成生脉散结构，养阴益气，稍加五味子，防其酸敛助热也。二诊胃脘痛未作，上方合度可知，故于初诊方基础上，变化再进，加吴茱萸治酸；三诊正处经后，双尺偏浮，是下血之后，肾之精血不足之象也，故加肉桂、枸杞子阴阳双补。

胃脘痛案4

李某，女，36岁，河北省临西县尖冢镇人。

初诊：2011年1月28日。去年3月份以来，因大怒后罹患胃脘痛，缠绵不愈，怒则尤甚，得暖则缓，大便常干，乏力，月经每二十二三日一转，经血夹有血块，白带量多。今年以来胃脘痛转甚，入某院胃镜检查诊断为糜烂性胃炎，有出血。呕吐物内夹有血丝，嗳气时多。舌泛紫气，后部苔厚罩黄；脉左关小滑，右关尺虚弦。

处方：生地25g，元胡20g，西洋参10g，麦冬15g，阿胶10g（烊），炙甘草15g，五味子10g，三七粉2g（冲），天冬15g，生白术30g，侧柏叶20g，艾叶15g，干姜5g。三剂。

二诊：2月3日。电告：因煎煮失误，五日方服尽，诸症不减，胃脘至咽喉痞塞疼痛，便干带血（自述有痔疮）。

处方：柴胡15g，当归15g，白芍30g，茯苓40g，生白术30g，蝉蜕15g，姜黄15g，僵蚕10g，大黄10g，炙甘草15g，元胡25g，神曲30g。三剂。

三诊：2月6日。电告：胃脘至咽喉痞塞疼痛显减，今日大便转溏。嘱上方大黄改为5g，继服五剂。

四诊：2月6日。电告：胃脘痛本已几无，昨日怒后又发，大便日行一度。嘱继服上方三剂，隔两日一剂，之后继服逍遥丸，并注意调畅情志。

按： 初诊之时，余甫学得河北河间赵桐先生止血方，又患者入院检查胃黏膜本有出血，因以处之。后细查脉症，右脉为脾部见肝脉，土虚木乘也；其大怒后方得胃脘痛，肝郁横逆犯胃也，经血带块，夹瘀也；右尺虚，肾气似亦有不足。开方太过匆忙，未仔细遵从中医理法指导，检查提示胃黏膜出血，即用止血方，西式思维也，处方有误。二诊果然不效，转以逍遥散合升降散疏肝理脾，调气和血，待肝胃症状明显改善后，若肾脉仍虚，并有虚弱之象，再考虑补肾；"心痛欲死，速觅元胡"，心痛者，胃痛也，故加元胡止痛；加大黄通便泄热，甘草缓急，神曲消滞。三诊大效，继步前法，四诊仍用前法，减少药力，并配合丸药以为巩固。

腹痛案

于某，女，61 岁，哈尔滨市人。

初诊：2015 年 6 月 18 日。腹痛位置不定，以上腹、左天枢穴处疼痛最多，疼痛多为针刺或刀割样，便干，已查肝胆脾胰彩超未见明显病变。舌紫暗，苔黄腻不厚，脉双侧沉略弦无力。

处方：酒大黄 10g，炮附子 15g，细辛 5g，当归 20g，川芎 10g，茯苓 30g，酒芍 50g，炙甘草 15g，泽泻 30g，生白术 20g。七剂。

二诊：6 月 25 日。左天枢穴处疼痛无，现以脐周胀痛为多，进食则缓，有时痛作则脐左起包块，按之则无，平脐一条直线牵扯作痛，左胁痛，胃中灼热，大便由五六日一行转为三四日一行。舌紫暗，苔黄腻，脉双关沉弱小见弦。上方去炙甘草，生白术增为 30g，加党参 25g，干姜 10g，焦栀 25g，淡豆豉 10g，枳实 15g，七剂。

三诊：7 月 2 日。平脐一条直线牵扯作痛、胃中灼热皆无，上腹胀痛，双天枢穴处痛，行则腹痛，按之恶心，进食不再缓解，左胁痛，连及后背，平卧则舒，口苦，大便三四日一行。舌紫暗，中后部苔白罩黄；脉左寸缓，右寸关沉虚弦。

处方：柴胡15g，黄芩15g，清半夏20g，枳实15g，酒大黄10g，桂枝15g，茯苓30g，桃仁10g，丹皮15g，酒芍50g，海藻30g。七剂。

四诊：7月9日。现腹痛已可忍受，喜热食，食凉则腹痛发作，以上腹、左天枢处疼痛为多，双胁痛，按之恶心，仍有胃中灼热，大便三四日一行。舌紫暗，苔黄白满布；脉左尺虚缓，右尺虚弦细。

处方：柴胡15g，黄芩15g，清半夏20g，枳实15g，炮附子15g，细辛5g，酒大黄10g，焦栀25g，淡豆豉10g，桂枝15g，茯苓30g，桃仁10g，丹皮15g，酒芍50g，党参25g，干姜10g，海藻40g。七剂。

五诊：7月16日。大便仍三四日一行，近二日腹痛转甚，胃中灼热。舌同上，脉双关虚缓细短。

处方：党参25g，川椒10g，干姜10g，焦栀25g，淡豆豉10g，黄芩15g，酒大黄10g，海藻40g，桂枝15g，茯苓30g，桃仁15g，丹皮15g，酒芍50g。七剂。

六诊：7月23日。大便二日一行，有不尽感，便后腹痛，腹中可扪及肠形，揉之可消，胃中灼热。舌紫暗，中后部苔黄腻，脉双关虚缓细短。

处方：焦栀25g，淡豆豉10g，黄芩15g，干姜10g，酒芍50g，党参25g，川椒10g，柴胡15g，当归20g，丹皮15g，生白术20g，泽泻25g，川芎10g，茯苓30g，海藻40g。七剂。

七诊：7月30日。腹痛十减七八，仍以上腹、脐左部痛为主，按压上腹则恶心，后头痛两日，略有胃热，近日小指麻木，心悸，下肢软。

处方：焦栀25g，淡豆豉10g，干姜10g，黄芩15g，当归

20g，党参 25g，川椒 10g，生白术 30g，泽泻 25g，川芎 10g，茯苓 30g，酒芍 30g，地龙 10g，桃仁 10g，红花 10g。七剂，嘱适时查颅部 CT。

按：据脉断为阳气失于温煦，气血运行不畅，故腹痛。结合便干，从寒积腹痛辨治，故治以大黄附子汤温中有通，合芍药甘草汤解痉止痛；因是腹痛，结合舌象，湿瘀阻滞较显，当归芍药散为治疗妇人诸腹痛名方，且可化瘀利湿，于本患病机甚合，故又合当归芍药散。二诊仍有腹痛，进食则缓，脾虚也，故当以补为主，仍步前法；时起包块，又有脾虚，大建中汤证也，当先合以栀子大黄汤加芍药苦酸泄肝和胃，待胃中灼热消失后伺机用大建中汤。三诊见上腹胀痛，盖仲景所谓"心下急"之类也，又口苦，脉弦，大便数日一行，正是大柴胡汤证；舌紫暗，故再合桂枝茯苓丸活血化瘀；重用半夏降逆止恶，海藻为主治腹痛腹胀专药，今在辨证基础上用之。四诊腹痛见减，大便数日一行，胁痛，脐左部痛，按之恶心，仍是大柴胡汤证；胃中灼热明显，故合栀子豉汤加大黄、芍药酸苦泄肝和胃治之；因脉提示肾阳亏虚，故合大黄附子汤、附子理中汤；舌紫暗，腹痛，故合桂枝茯苓丸。五诊因腹痛转甚，故合入大建中汤。六诊仍有腹痛，合入当归芍药散。七诊腹痛大减，可知当归芍药散之效。因有指麻、肢软，有中风先兆，故加地龙通络预防中风，并嘱适时查颅部 CT。

又按：三诊腹痛发作时，按腹恶心，进食不缓解，胃肠积滞渐趋明显，与二诊腹痛进食后缓解不同，一虚一实，自不相同，医者不可刻舟求剑，识之。

腹胀案

吴某，男，57 岁，哈尔滨市人。

初诊：2009 年 11 月 12 日。腹胀不痛近两年，不欲食，终日不食亦无饿感，大便干结，三四日一行，多服牛黄清心丸之类以助下之，口臭明显，亦有口干，问之畏寒不显，自觉乏力。舌质暗红，苔白厚；脉左弦硬，寸弱，右脉弱。体检提示：胆囊息肉，脂肪肝，慢性胃炎。

处方：厚朴15g，生姜3大片，制半夏15g，甘草10g，太子参25g，枳实10g，茯苓30g，白术15g，陈皮15g，藿香15g，佩兰10g。三剂。

二诊：11月16日。服后略生饥饿感，口干见缓，仍腹胀便干。

处方：太子参30g，生白术30g，茯苓20g，炙甘草10g，陈皮15g，制半夏15g，木香5g，砂仁10g，香附15g，紫苏10g，莪术20g，大黄10g，藿香20g（后下），佩兰20g（后下）。三剂。

三诊：11月26日。服上药后，大便日行一度，腹胀略减，舌苔见化，因故停药数日，舌苔又有增厚之势，夜间口干欲饮。刻诊：舌红不鲜，苔中后白厚略灰，中夹有黑；脉左寸冲逆，关尺弦不甚硬，右关尺亦弦，不若左部为甚。

处方：苍术25g，生石膏30g，知母15g，炙甘草10g，通草15g，杏仁15g，白蔻仁25g，生薏米40g，制半夏15g，枳实10g，厚朴15g，大黄10g，茵陈20g，生麦芽30g。三剂。

四诊：12月3日。患者述服上方三剂，药效尚可，遂自行继服上方三剂。腹胀显减，纳谷香，大便畅。舌红不鲜而嫩，前中部苔大减，几无苔状，中杂有黑；两脉缓和，绝无先前之弦。

处方：苍术25g，生薏米40g，山药30g，黄精20g，杏仁15g，白蔻仁25g，制半夏15g，厚朴15g，茵陈25g，生麦芽30g，玉竹15g，太子参25g，干姜10g，炙甘草10g。三剂。

五诊：12月7日。家人代述：服之效佳，唯舌中苔黑，嘱继服三剂。

六诊：12 月 12 日。大便畅行，腹胀显减，纳谷转香，口干，自述左足跟麻木月余。舌红见鲜而嫩，中后苔灰黑而腻，脉左略弦尺浮，右缓和有神。详询知：患者自从就诊于余以来，始见舌苔黑。

处方：苍术 25g，党参 20g，干姜 10g，炙甘草 10g，炮附子 10g，厚朴 15g，生麦芽 30g，白蔻仁 25g，生薏米 40g，山药 20g，黄精 20g，神曲 20g。五剂。

七诊：12 月 17 日。腹胀已不明显，夜间口干，左足跟麻木。舌质整体润泽，一反初诊时晦暗无泽之象，中前生薄白苔，根部苔仍厚，夹有黑苔，双脉缓和有神。

处方：苍术 25g，党参 30g，干姜 20g，炙甘草 15g，厚朴 20g，生麦芽 25g，白蔻仁 25g，生薏米 40g，山药 30g，黄精 30g，神曲 25g，肉桂 15g，杜仲 20g，续断 20g。五剂，隔日一剂。

此后按以下两丸方做丸继服。

方一：干鹿角片 50g，莪术 35g，橘核 50g，荔枝核 50g，乌药 25g，延胡索 25g，钩藤 50g，制鳖甲 25g（碎），桃仁 20g，生牡蛎 50g（碎），枳实 20g，厚朴 20g，青皮 25g，王不留行 50g，皂刺 20g，神曲 50g。炼蜜为丸，每丸九克重。

方二：苍术 25g，党参 30g，干姜 20g，炙甘草 15g，熟地 25g，川芎 15g，当归 20g，白芍 30g，山药 30g，黄精 30g，肉桂 15g（后），白蔻仁 25g，生山楂 20g。炼蜜为丸，每丸九克重。

丸方服法：起初一月，每日中午服方一丸药一丸，早晚各服方二丸药各一丸；一月后每日中午服方二丸药一丸，早晚各服方一丸药各一丸

按：彼时余仅临证一年有余，对患者病情胸无定见，初诊姑以厚朴生姜半夏甘草人参汤合苓苓饮治之；二诊思攻补兼施，其效不著，改以《医宗金鉴》木香流气饮变化，重加生

白术，兼用大黄治之；三诊略效，又改苍术白虎汤合三仁汤治之。如此三诊，见效不多即易方，全然不知守方、易方必以明确病机为先之理，幸得患者服三诊方，感觉有效后自行继服，始得显效。设若服三诊方尽后即来诊，见效不多，余又易方矣，此方之效岂可得乎？四诊已见转机，击鼓再进，于上方基础上加大补虚之力，拘于舌红，不敢大用温药，稍加干姜投石问路。经四五两诊，至六诊时大效，确信病在虚寒矣，此时始敢放胆用温，故本诊不特温中，且增以温肾之味；又加神曲，遵万友生先生之论，除其停痰宿水也。七诊仍步前法，嘱隔日一剂，缩减药力之意也，以向丸药过渡。丸药一方偏于理气活血散结，二方偏于补益气血阴阳，丸药服法意在起初一月补大于攻，后一月攻大于补也。

又按：余彼时脉学经验缺少，初诊问诊畏寒与否，意在排除阳虚，患者否定以致前三诊皆不敢用温，四诊试探后方敢放胆温补，从而取效。其实患者脉弦硬已明示阳气亏虚矣！李克绍先生言：虚胀脉象有二：一者，极细极弱，虚不任按，此为久服神曲、麦芽等消食药，耗伤胃气所致；二者，弦大鼓指，即脉管又粗又硬，此为过服破气宽胀药，如枳、朴等辈，胃气为破气药所冲击，发生反作用所致。此脉有力，但按之绷紧，毫无柔和之气，所谓"脉无胃气"也，治当温补脾胃，或少佐养肝之品，绝对禁用行气消导药。患者前三诊脉弦硬或关尺弦，重用苍术后脉转缓和，放胆用温后，脉转滑利有神，症状亦随之明显改善，"微妙在脉，不可不察"也。

又按：后读王海藏《阴证略例》有论鼓击脉一节，颇受启迪，特录之以飨同道。其言此种脉"非浮非沉，上下内外举按极有力，坚而不柔，非若阳脉来之有源，尺以下至宛中全无，惟三部中独见鼓击，按之触指，突出肤表异常……非平昔饮冷，肠胃积寒之久者，脉不如此之鼓击也……大抵此脉属紧，比紧为尤甚，故名鼓击也……海藏云：牵绳之紧，循竿之直，二者皆近于鼓击，鼓击者，尤甚于二者数倍。启玄子云："盛脉四阳，四倍已上，阴之极也"。

又按：患者服药期间，从初诊舌暗红苔白厚，继而舌质渐转红活，舌苔见化，三诊舌见黑苔，盖经前两诊行气导滞，散结消积后，有形积垢渐除，虚寒之本象外露也；用温后，舌质转润泽有神，黑苔渐消，舌苔尽化后又渐生薄白苔，此为温补之后，脾肾日趋健旺，是以积垢尽去，而生正常胃气上蒸之苔也。

又按：二诊之方，余虽言所用为《医宗金鉴》木香流气饮，但徒有虚名，未得其法，当时妄自除去原方辛温之品，方义顿失其妙，实则原方配伍颇善。余试解之：方以苏叶、白芷散风和血，青皮、陈皮、木香、香附理气解郁，槟榔、大腹皮、木通利水消肿，大黄、枳实、厚朴、莪术消积荡涤，中桂温通，麦冬濡润，丁皮（海桐皮）、木瓜舒筋利关节，全方方义良美，制度谨严，可与鸡鸣散、乌药顺气汤同参。

又按：彼时余开方，尚不知标明药物之生用、炒用，全凭药局随意处之，疗效必打折扣，方中白术、山药、甘草等皆是也；又用药药量亦把握不清，白蔻仁、干姜、肉桂等辛温香窜之味，动辄数十克，恐有伤阴耗散之虞也，现余用之多在10克以下。以上内容为保持原貌，未做修饰，以为初学者戒！

食管空虚案

范某，女，52岁，哈尔滨市人。

初诊：2013年12月19日。自觉食管部空虚，饥不能食一周，吞酸脘痛，左胁绵绵而痛，行多气喘，恶热。舌淡，苔黄腻不厚，脉左寸独大。曾诊断胆总管多发结石、缺铁性贫血、乳腺纤维瘤、子宫肌瘤。

处方：党参 25g，麦冬 20g，五味子 15g，清半夏 15g，干姜 10g，黄连 10g，生山药 50g，炒白芍 30g，当归 15g，炙甘草 15g。七剂。

二诊：12 月 26 日。食管部空虚缓解，吞酸无，仍脘痛，左胁痛，气喘反甚。舌同上，双寸大。12 月 25 日经转，本次经前乳胀无，为意外收获。

处方：党参 25g，麦冬 20g，五味子 15g，生山药 50g，肉桂 10g，丝瓜络 15g，桔梗 15g，茜草 15g，海螵蛸 30g，生龙骨 25g（碎），生牡蛎 30g（碎）。七剂，隔日一剂。

三诊：2014 年 1 月 9 日。此间经期停药，现食管部空虚感已无，脘痛无，夜尿减，大便溏软，日行五六度，仍左胁痛，右背痛，难寐，气喘。舌淡见暗，苔不厚，脉左寸独大已无。

处方：党参 25g，炒白术 20g，干姜 10g，炙甘草 15g，当归 15g，炒白芍 30g，益智仁 20g，补骨脂 20g，龟板 15g（碎），桑螵蛸 15g，生龙骨 25g（碎）。七剂。

四诊：1 月 16 日。夜寐转佳，大便每日一行，左胁痛无，动则遗尿缓解（患者原来未述遗尿），上楼仍喘。舌同上；脉左寸虚大，右见洪滑。上方去炒白芍、益智仁、补骨脂，加生牡蛎 30g，桂枝 20g，炙甘草 15g，十剂。

按： 初诊脉左寸独大，提示心气不足；食管部空虚感，提示脾胃气虚，欲得食自救，故有饥饿感，然脾胃湿热蕴积，故欲得食而不能食，结合舌淡提示气虚，苔黄腻提示湿热蕴积，可证以上辨证正确。故投以生脉散补心气，山药、炙甘草补脾胃之气，半夏、干姜、黄连辛开苦降，以除湿热。左胁作痛，故以归、芍和肝络，后经转前平素之乳胀消失，亦知其和肝络之功。二诊以生龙牡、肉桂配合生脉散治疗行多气喘，丝瓜络、桔梗治胁痛。三诊以归芍理中汤合以孔圣枕中丹、桑螵蛸散补脾柔肝，交通心肾，镇心安神，加补骨脂、益智仁温肾暖脾止遗。四诊合以桂枝甘草龙骨牡蛎汤强心缩尿。

食管发热案

殷某，女，42岁，哈尔滨市人，服务行业。

初诊：2014年4月3日。困倦乏力，胸闷气短，食管中发热，大便时干。舌淡见紫，苔黄腻；脉左虚细，右虚弦。月经每21日一转，末次月经4月6日。

处方：桂枝15g，炒白芍30g，炙甘草10g，生山药30g，大枣4枚（掰），清半夏15g，干姜10g，黄连10g，黄芩15g，太子参15g，生白术20g，当归15g，炙黄芪20g，生姜3片，加红糖一匙。七剂。

二诊：4月22日。服后嗳气、矢气增多，食管中发热几无，仍困倦乏力，胸闷气短，畏寒足冷。舌偏暗红，苔黄腻；脉左关沉虚弦，右寸关弦弱。

处方：僵蚕15g，牛蒡子20g，葛根30g，桑寄生25g，仙灵脾25g，仙茅5g，巴戟天20g，当归15g，知母10g，黄柏10g，炙黄芪20g。五剂。

一月后复诊，自述食管中发热、胃脘烧灼（原未述胃脘烧灼）皆无，仍倦怠乏力、胸闷气短，畏寒足冷。以当归补血汤、生脉饮合以解郁清热化湿之品，连续两诊共用20剂无效，此间舌偏暗红，苔白黄不厚，脉左虚软，右偏虚弦。

五诊：6月17日。困倦明显，气短，晨起汗出，舌脉同上。

处方：柏子仁15g，炒枣仁10g，清半夏10g，竹茹15g，党参25g，苍术15g，干姜10g，炙甘草10g，升麻5g，柴胡5g，郁金20g。七剂。

按： 初诊据脉此为土虚木乘，合之于舌，又有脾胃湿热，故以黄芪建中汤补脾柔肝，合半夏泻心汤清化湿热，其中红糖、山药用代饴糖也。二诊显效，左脉又转为肝气不足证，右脉为脾胃气虚证，故以二仙汤温肾暖肝，加黄芪借其升提之性以助肝气升发，又能补脾益气。三四诊无效，今据所记之脉，仍当以黄芪建中汤为主，结合倦怠乏力、畏寒足冷，当合二仙汤。五诊舌脉同上，故以理中丸为主，加升麻、柴胡升发清阳，兼以疏肝，半夏、竹茹化湿热。虽未用一诊方，仍是黄芪建中汤合半夏泻心汤法。又因患者气短汗出，汗为心之液，心气虚故气短汗出，故加柏子仁、枣仁益心气。

反酸案

汤某，男，60岁，哈尔滨市人。

初诊：2014年3月12日。反酸20余年，胃脘灼热，便溏，痰白量多，遇风尤甚，咽喉异物感，阴囊潮湿，腰酸不耐久坐。舌紫暗，苔白黄，脉双尺虚弦偏大。

处方：熟地25g，当归15g，清半夏20g，陈皮20g，茯苓30g，枳实15g，干姜10g，吴茱萸5g，焦栀15g，淡豆豉15g，黄连5g，黄芩15g。七剂。

二诊：服药后反酸消失，三日前进食大米粥、发糕后，反酸又发，仍腰酸，口干口苦，舌脉同上。上方去黄连，加焦栀15g，七剂。

按：初诊据脉为肾虚，又见痰多，此肾水上泛证也，故以张景岳金水六金煎为法，又因患者胃脘灼热，故合半夏泻心汤、栀子大黄汤法以化痰湿，解郁热。

本已取效，因进食不当，反酸又发，故仍步前法，重用焦栀制酸，恐过于寒凉，去黄连。据其脉，又有腰酸，脾胃症状缓解后，当大力补肾。

又按：关于焦栀制酸，日本汉方医学家多言之，但需重用。汤本求真、大塚敬节、矢数道明等皆毕生追求确切之方证、药证，唯日本诸家于中医理法关注不多，此点较中国医家注重思辨，但对方证、药证之精确性时有轻视，此中日医者学术特点之大体不同，学者识之。

嗳气案 1

杨某，女，30 岁，哈尔滨市人，个体经商。

初诊：2013 年 9 月 25 日。一月前大怒后头晕，手足冷，心悸连及咽喉，就诊于某西医处服多种西药后，心悸、头晕缓解，但近 20 日以来，嗳气频频，导致胸膺冷凉，干呕，下午尤甚，左肩刺痛，手足冷，倦怠，溲黄，大便偏干。平素肾盂积水时发，曾检查输尿管发育不全，挛曲。解放军二一一医院 9 月 14 日尿常规检查：白细胞 586.6，细菌 7311.8，酮体（＋），尿蛋白（±），某医言尿常规酮体阳性可能与空腹检查有关。舌淡暗，泛紫，苔黄腻；脉左寸沉虚大，右寸关虚偏快，时结。

处方：柴胡 15g，酒芍 50g，炙甘草 15g，枳实 15g，清半夏 15g，茯苓 40g，党参 25g，吴茱萸 10g，桂枝 25g，生姜 3 片，大枣 6 枚（掰）。七剂。

二诊：10 月 4 日。嗳气、干呕、胸膺冷凉、手足冷皆减，大便初硬后溏，唯倦怠，时心悸头晕，心怯易惊，胸膺刺痛，耳鸣如蝉，目干，切之上腹跳动。舌暗红，后部苔黄腻；脉左寸虚滑偏细，右虚滑大。上方加生龙骨 25g，生牡蛎 30g，灵磁石 30g，神曲 30g（包），红花 5g，八剂。

三诊：10 月 12 日。心悸、胸痛、耳鸣几无，头晕、心怯易惊、倦怠亦减，然嗳气、干呕、头晕加重，大便不彻。舌质暗红，苔黄厚腻，脉左关、右寸虚滑短。

处方：柴胡 15g，酒芍 50g，炙甘草 15g，枳实 15g，茯苓

40g，杏仁 15g，陈皮 20g，清半夏 15g，竹茹 20g，吴茱萸 5g，党参 25g，生白术 30g，白茅根 50g，生姜 3 片，蜂蜜一匙。五剂。

四诊：10 月 17 日。大便畅，嗳气、干呕见减，头游走痛，时头晕，手足不温，左胁抽动感。舌质暗红，苔见减，稍黄腻；脉左虚滑，不甚有形，右关虚滑细。

处方：党参 25g，吴茱萸 5g，炒白芍 50g，炙甘草 15g，清半夏 15g，茯苓 50g，竹茹 20g。五剂。

五诊：10 月 22 日。嗳气缓解，干呕、左胁抽动消失，手足转温，右后头恶寒，时头胀，近数日心中无措感，哈欠频作，右目迎风流泪。舌暗红，苔黄乏津；脉整体滑缓，时结，更来小数。上方加桂枝 20g，生龙骨 25g（碎），生牡蛎 30g（碎），七剂。

六诊：10 月 31 日。服后诸症皆缓，不料感冒，咳嗽痰黄，今日头生蚁行感，少寐，头昏，哈欠频作，肩沉，大便略干。舌红，苔白黄不厚，脉虚滑缓。

处方：党参 25g，吴茱萸 5g，炒白芍 50g，炙甘草 15g，桂枝 20g，姜黄 15g，焦栀 15g，淡豆豉 15g，清半夏 15g，陈皮 25g，茯苓 40g，枳实 15g，竹茹 20g，生姜 3 片，大枣 6 枚。五剂。

七诊：11 月 5 日。感冒几愈，头中蚁行感无，嗳气显减，咯痰爽利，仍痰黄，目干，夜间翻身则心中悸动，头瞤动，近日后头脑户穴处时痛，腹痛，便溏。舌偏红，苔白黄，脉虚滑软。

处方：党参 25g，吴茱萸 5g，炒白芍 40g，炙甘草 15g，桂枝 20g，姜黄 15g，生龙骨 25g（碎），生牡蛎 30g（碎），生石决明 30g（碎），枸杞子 30g。七剂。

八诊：11 月 12 日。心悸显减，头晕如坐舟船，腹痛绵绵，近一周嗳气略多，鼻塞，哈欠，乏力。舌暗红，苔白黄，脉虚滑软。

处方：厚朴15g，麻黄7g，清半夏15g，杏仁15g，五味子15g，小麦30g，细辛5g，干姜10g，生石膏40g，竹茹15g，侧柏叶20g。五剂。

九诊：11月19日。服药自觉酸甚，因此恶心呕吐，改饭后服用则无，后头膀胱经循行部位麻木，连及右额，头昏，手指掌侧皲裂。舌同上，双寸滑软。

处方：清半夏15g，陈皮25g，茯苓40g，枳实15g，竹茹20g，桂枝20g，炙甘草15g，生龙骨25g（碎），生牡蛎30g（碎），炒白芍40g，生白术30g，牛蒡子20g，僵蚕15g。七剂。

十诊：11月28日。自述初诊以来诸症十愈七八，现头转清，后头麻木减，手指皲裂减，多梦，昨日恚怒后乳房胀痛，嗳气略重。舌暗红，苔白黄不多，脉虚滑缓。

处方一：柴胡15g，炒白芍50g，炙甘草15g，枳实15g，橘叶30g，蒲公英25g，桂枝25g，生龙骨25g（碎），生牡蛎30g（碎）。五剂。

处方二：处方一中各药药量增为原量三倍，加肉桂15g，沉香20g，灵磁石45g，神曲50g，炒枣仁25g，柏子仁25g，丹参50g，郁金40g，薤白25g，桔梗25g，白茅根50g，爵床50g，土茯苓50g。为末蜜丸，每丸九克重，每次一丸，日三次服。

按：患者心悸，头晕，脉虚时结，辨为心气不足，故以桂枝甘草汤为基础方，辛甘化阳，益心气；右寸关虚偏快，嗳气，干呕，舌淡暗泛紫，手足冷，脾阳不足，难以正常布达四末，中焦因之升降失常故也，故合入桂枝汤强壮脾胃，并合吴茱萸汤温中降逆；患者诸多不适发自大怒后，故合入四逆散疏肝理气。二诊见效，然心悸、易惊，上腹跳动，故步上法，又加生龙牡重镇安神；耳鸣，目干，故合入磁朱丸之意，聪耳明目；胸膺刺痛，舌暗，心脉瘀阻也，加红花化瘀。服后心经诸症缓解，然嗳气、干呕等加重，何也？《伤寒论》曰："若酒客病，不可与桂枝汤，得之则呕，以酒客不喜甘故也。"酒客脾胃湿热，桂枝汤甘温，于湿热不利故也，患者舌苔黄厚腻，脾胃湿热壅滞，正是此类。故三诊改弦更张，改以四逆散、茯苓杏仁甘草汤、橘枳姜汤、温胆汤、吴茱萸汤加减，行气解郁，化痰湿，降逆气；合入芍药甘草汤之意，解胃肠痉挛，以治嗳气、干呕。四诊见效，左胁抽动，舌暗红，苔稍黄腻，仍从肝胃失和、湿热蕴结辨治，以芍药甘草汤合温胆汤加减；脉右关虚，手足不温，仍有脾阳虚，故吴茱萸汤温中降逆，不可或缺，总为柔肝缓急，温中降逆，清化湿热之法。五诊，嗳气、干呕、左胁抽动、手足冷皆明显改善，足证四诊辨证正确；因心中无措，脉时结，更来小数，心气不足复又明显，故合入桂枝甘草龙骨牡蛎汤益心气，镇心安神。六诊，舌苔黄白，脉虚滑缓，仍是脾虚湿停，故以吴茱萸汤合温胆汤为基础方，温中阳，化痰湿清热，降逆气；肩沉，加桂枝、姜黄通络利肩；舌红，合栀子豉汤解郁清热。七诊，心悸略重，仍合入桂枝甘草龙骨牡蛎汤后减轻。八诊，嗳气，鼻塞，哈欠，头晕，舌暗红，苔白黄，盖上焦气分为湿所痹阻也，故转以厚朴麻黄汤宣肺开窍，化湿清热。服后证无进退，其实八诊脉象明示为虚，判断有误，脱离脉象之失也，九诊仍用四诊、五诊之法，唯去温中降逆之吴茱萸汤法，用以益气镇心，化痰通络。十诊证愈大半，因近日惹怒后嗳气、乳胀，故改以疏肝解郁，益气镇心法。此后服用丸药巩固，丸药以养心益肝，化瘀通络，镇心安神为主；因患者初诊尿常规检查提示泌尿系感染，故仿任继学先生经验，重加白茅根、土茯苓、爵床化湿清热利尿。

嗳气案 2

杨某，女，52岁，哈尔滨市人，行政工作。

初诊：2013 年 11 月 21 日。嗳气多年，近来加重，心悸，气短，烘汗，易怒，善悲，口干，今年一月闭经。舌淡暗，有裂纹，苔黄而干；脉左虚缓大，右虚缓大见弦。钡餐：浅表性胃炎；轻—中度脂肪肝。

处方：炒白芍 50g，炙甘草 15g，小麦 30g，北沙参 20g，麦冬 20g，生地 20g，玉竹 40g，桂枝 20g，生龙骨 25g（碎），生牡蛎 30g（碎），大枣 6 枚（掰）。七剂。

二诊：11 月 28 日。服后矢气畅，烘汗善悲无，心悸气短减轻，仍嗳气口干，心烦易怒。舌淡暗，苔显减，脉虚缓见大。

处方：焦栀 15g，淡豆豉 15g，麦冬 30g，党参 20g，清半夏 15g，陈皮 25g，竹茹 20g，生山药 30g，炒白芍 50g，炙甘草 15g，茯苓 40g。七剂。

三诊：12 月 5 日。易怒无，仍嗳气，心烦，口干。舌淡暗苔少，脉虚滑短，左部尤甚。

处方：麦冬 30g，党参 20g，大枣 6 枚（掰），炙甘草 15g，生山药 30g，清半夏 15g，茯苓 40g，炒白芍 50g，枳壳 15g，百合 30g，生地 20g，厚朴 15g。七剂。

四诊：12 月 12 日。服后舌面如灼，心烦减，仍嗳气，口干，大便不彻，便意频频。舌淡暗，苔少；脉以虚细缓为主，不甚有形。

处方：太子参 15g，玉竹 30g，生山药 30g，石斛 15g，炒白芍 30g，当归 15g，炙甘草 15g，紫草 15g，北沙参 15g，丹皮 15g，肉桂 5g（后下）。七剂。

五诊：12 月 19 日。嗳气已减，大便成形，日行一次，口干，口中有辣感。舌面如灼无，已有湿润感，舌质淡略暗，已生甚薄白苔，前部仍无；脉见起，仍应指无力。

处方：太子参 15g，玉竹 30g，生山药 30g，石斛 15g，炒白芍30g，当归15g北沙参15g，麦冬15g，五味子10g，丹皮15g，肉桂5g（后下）。七剂。

六诊：12月26日。服后大便偏干，自觉气不甚畅，胸闷气短，仍嗳气，口中辣减，夜寐略难。舌淡，薄白苔已多，脉应指仍欠有力。

处方一：蝉蜕15g，僵蚕15g，姜黄15g，大黄10g，麦冬20g，北沙参15g，玉竹30g，柏子仁20g，党参25g。七剂。

处方二：生地20g，熟地20g，桃仁10g，红花10g，当归15g，炙甘草15g，升麻7g，胡麻仁15g，炒白芍30g。五剂。服完处方一后继续处方二。

七诊：2014年1月9日。服处方二后凌晨易醒，不易再睡。现大便畅，嗳气偶发，胸闷显减，略有气短。舌偏红，苔少；脉应指欠有力，然较前收敛。

处方：党参25g，麦冬20g，五味子15g，柏子仁20g，北沙参15g，茯苓40g，杏仁15g，炙甘草15g，陈皮20g，枳实10g，生白术30g，百合30g。七剂。

八诊：1月16日。自诉服药以来喜见体重减轻七斤，腹部赘肉显消，嗳气显减，口干，近日乳胀。舌淡偏暗，苔甚薄；双脉虚缓，右脉略有弦意。

处方：茯苓40g，杏仁15g，柏子仁20g，炒枣仁15g，北沙参20g，石斛15g，麦冬15g，五味子10g，当归15g，炒白芍40g，橘叶30g。七剂。服后以本诊方义做丸药巩固。

按：前三诊心肝脾兼顾，除嗳气外，余证渐安。自四诊尽去降胃气、止冲逆之味，一以益阴养血为主，嗳气反而改善明显。从本案启示：治病不可见症加药、杂凑组方。又服药以来体重减轻七斤，收意外减肥之效，观前后八诊用方，养阴为主，配合参用益气、疏利、活血、散结诸法，或为减肥大法之要义亦未可知。

脾瘅案

张某，男，64 岁，哈尔滨市人。

初诊：2009 年 3 月 4 日。食糖葫芦后，一夜之间吐泻数十次，于某医院就诊，以"急性肠炎"住院，愈后口涎时多，自觉口甘，大便时溏，舌脉未记。

处方：炮附子 10g，党参 25g，焦术 15g，茯苓 40g，炙甘草 10g，藿香 15g（后下），神曲 20g（包），益智仁 15g，补骨脂 25g。三剂。

二诊：3 月 7 日。电告：服后症无进退，问知服后无所苦，大便时见成形。上方附子增为 15g，焦术改为苍术 15g，三剂继服。

三诊：3 月 10 日。电告：口涎减少，仍觉口甘，嘱继服上方三剂。

四诊：3 月 13 日。电告：口涎已不多，口甘无，大便成形。患者十分高兴，嘱服附子理中丸一两盒善后。

按：患者吐泻交作，挥霍缭乱之证，中医称"霍乱"。霍乱分寒热，热者可治以王氏蚕矢汤，寒者治以四逆汤、急救回阳汤。鉴于现今医疗实际，此证急性期就诊中医者少，殊为可惜。患者缓解后遗有口甘一症，即中医之"脾瘅"，西医无针对性疗法，舌脉合参，为吐泻伤阳之证，脾主涎，脾阳虚，不能摄津，故口涎多，非"胃热则廉泉开"所致也。故治以附子理中汤温阳补虚，加益智仁、补骨脂摄涎；《内经》曰"脾瘅之证，治之以兰"，今仿之加藿香芳化湿浊，口甘随之速愈，可知脾瘅一证，非但有湿热之病机，脾阳虚亦可致之。

休息痢案

王某，女，62 岁，哈尔滨市人。

初诊：2009 年 12 月 7 日。溃疡性结肠炎 10 余年，升、横、降、乙状结肠皆有病灶，进食油腻或生气后易发，发作之时，第一日溏便，第二三日则转为脓血便，若调整心态则复又转为溏便，每次持续一周、10 余日或 20 日不等方缓解，缓解则矢气频频，每 2～4 月一发。最近数次急性发作，大便有腐败味，类似伤食状。平素之时，腹痛处由升结肠，渐移至降结肠、乙状结肠，继而排便，因有痔疮，故畏惧排便。现服柳氮磺胺吡啶（SASP）维持，每日减为 8 片，日二三次服。刻下大便黄黏，日行七八次以上，食不知味，时感酸腐味，反酸，时欲吐，腹中鸣，小便黄。舌红，苔白厚，脉双弦。

处方：当归 50g，枳实 10g，炙甘草 10g，槟榔 10g，滑石 30g（包），炒莱菔子 15g，木香 5g，炒白芍 50g。三剂，日一剂分三次服。

二诊：12 月 14 日。服上方一剂，泻下如水，日行 10 余次，继服未再如此，大便溏软，日行减为四五次，小便黄亦减，自觉脘腹较前舒畅，亦未再呕吐。自服中药以来，即停 SASP。现时发心中悸动，左下肢酸楚。舌淡暗见灰，苔白腻而灰；脉左寸不足，虚洪结代，右洪滑。

处方：制半夏 15g，瓜蒌 20g，薤白 15g，枳实 10g，炙甘草 10g，桂枝 20g，茯苓 40g，陈皮 20g，丹参 20g，苦参 5g，党参 15g。三剂。

三诊：12 月 17 日。服上方后心悸未作，大便日行五六次，稍有黏状物，便前腹痛已无，口已知味。舌暗红，苔如毛玻璃；脉已不弦，有滑象。继服上方四剂。

四诊：12 月 21 日。心悸始终未作，昨日食肉，泻下十七次，粪臭如败卵。脉左虚弦，右关尺弦。

处方：党参 20g，干姜 15g，炒白术 20g，炙甘草 10g，炮附子 15g。三剂。

五诊：12 月 24 日。泻下四次，粪便败卵味减，畏寒稍减，心悬感。舌苔见化；脉左尺滑，右寸滑，上冲鱼际。

处方：党参20g，干姜10g，炒白术20g，炙甘草15g，炮附子15g，生龙骨25g（碎），生牡蛎25g（碎），茯苓30g，泽泻15g，桂枝15g，车前子30g（包）。四剂。

12 月 28 日遇之，见其神采奕奕，问知食欲转佳，后未再来诊。2010 年 12 月 27 日余于哈尔滨老年大学遇之，其言已不再服 SASP，然仍时发下利脓血，视其舌暗苔白厚，散布红点，窃以为 2009 年末其舌苔本已见化，若乘势再进，或可竟全功。

按：患者平素进食油腻或生气后易发下利脓血，舌象见郁热，脉提示肝郁，脉症合参，总为肝郁脾虚夹有郁热，故以《串雅》援绝神方治之。二诊郁热除，结合舌脉，虚象突显，夹有寒湿，故以五参汤之三参补虚，二陈汤、瓜蒌薤白剂温化寒湿，宽心胸，并重用苓、桂治心悸动。三诊便前腹痛已无，口已知味，脉已不弦，肝郁脾虚已除。证情本已渐上坦途，孰料误食肉后，下利又重，虽粪臭如败卵，类似食滞，然脉以虚寒为主，尤其右脉为脾肾阳虚之明证，故四诊以附子理中汤治之。五诊见效，乘势再进，其效更显，惜其未能坚持。

便秘案 1

吴某，女，23 岁，黑龙江省宁安市人，哈尔滨学院学生。

初诊：2012 年 5 月 2 日。自幼便秘，数日一行，便行不畅，便质不硬，干咳，季节转换之时易作，秋冬时较重，平素倦怠乏力，胃脘痞满时硬，四末不温。舌淡红，尖赤，有细小红点密布，苔薄；双脉沉滑，不任重按。原有月经后期，服我校某医益气养血方八剂后，月事连续三月按期而转。

处方：熟地40g，山萸肉25g，山药25g，党参40g，生白术 40g, 干姜 25g, 炙甘草 15g, 柴胡 25g, 当归 30g, 白芍 30g, 茯苓 40g, 丹皮 25g, 泽泻 15g, 栀子 15g, 淡豆豉 15g, 枸杞子 30g, 制首乌 30g, 黄精 40g, 桂枝 20g, 肉桂 15g, 玄参 20g, 肉苁蓉 40g, 枣仁 40g, 杏仁 25g, 紫菀 30g, 神曲 40g, 枳壳 20g, 生薏米 25g。一料, 为末, 做九克蜜丸, 每次一丸, 日三次服。

6 月初遇之, 言服上方后, 大便已畅。

按: 舌尖部红点密布, 肝经郁热也; 咳嗽, 以秋冬为重, 平素倦怠乏力, 四末不温, 双脉沉, 不任重按, 阳虚也, 因患者胃脘痞满时硬, 大便不畅, 故从脾肾阳虚辨治。因患者自幼便秘, 短期恐难以为功, 故以丸药温脾肾, 解肝郁, 日久自可建功, 全方以理中丸、六味地黄丸、丹栀逍遥散、栀子豉汤加减; 因患者曾有月经后期, 服益气养血药有效, 故方中注意应用温润填精补血之品, 合肉桂有阳长阴生之意; 枳壳、杏仁、生薏米、紫菀宣上畅中, 提壶揭盖之意也。

便秘案 2

于某, 女, 49 岁, 哈尔滨市人。

初诊: 2014 年 12 月 25 日。便秘 20 年, 长期用果导片、牛黄清胃丸维持, 口干、口苦、口臭, 溲黄, 略有畏寒感。舌紫暗, 苔黄干, 脉左尺虚洪。

处方: 黄芩 15g, 滑石 30g（包）, 生白术 30g, 茯苓皮 30g, 大腹皮 15g, 通草 15g, 杏仁 15g, 瓜蒌 20g, 枳壳 20g, 当归 30g, 肉苁蓉 15g。五剂。

二诊: 12 月 31 日。已有便意, 果导片、牛黄清胃丸均停用, 口苦、口干、口臭亦减, 仍溲黄, 寐差。舌体瘦长, 泛紫气, 尖赤, 苔双黄干; 脉左关尺沉虚弦, 右尺见虚大。上方去肉苁蓉, 加郁金 20g, 猪苓 10g。七剂。

三诊：2015 年 1 月 8 日。现溲黄无，口苦、口干、口臭继减，前日已有便意，昨日方下，仍寐差，数日以来下肢时发红疹，瘙痒。舌体瘦长，泛紫气，尖赤，苔黄干已减，脉双尺虚洪。上方去猪苓，加清半夏20g，高粱米50g（包煎），金银花10g（后下）。七剂。

1 月 22 日电告：停药一周，夜寐明显改善，口苦、口臭显减，略有口干。此后未再来诊。

按：初诊舌苔黄干，脉左尺虚洪，参以便秘、口苦、口干、口臭等症，此肾阴虚兼有下焦湿热也，故仿张文选法，用黄芩滑石汤清化下焦湿热，加杏仁、瓜蒌、枳壳宣利肺气，以助大便下行，此提壶揭盖法也；因其左尺虚洪，故加当归、肉苁蓉滋养阴血，润肠通便。二诊见效，因舌瘦尖赤，溲黄，热象转甚，参以寐差，此肾阴亏虚，不能上济，心火上炎，心神不安所致也；苔黄干，仍是阴虚湿热并存，故仍从上法，加郁金清心，猪苓利湿清热。本诊虽两尺见虚象，因肉苁蓉为甘润偏温之品，本是阴阳双补，故未于此处再做增减。三诊溲黄无，虚热见杀未消，寐差仍在，故合入半夏秫米汤，重用半夏化痰，交通阴阳，高粱米清热；因下肢时发红疹瘙痒，故略加双花散邪清热解毒。

又按：章穆《调疾饮食辨》秫米粥条下言秫米"性虽黏滞，煮为粥则易消，能清肺中百药不能清之热"，又云"《灵枢》治多年不寐，半夏秫米汤用之，取其益阴而清肺也，渴烦热证多宜，中寒者切忌"，可知半夏秫米汤对于不寐有热者颇宜。

（十）胁痛病案

胁痛案 1

赵某，男，49 岁，哈尔滨市松北区人，农民。

初诊：2011 年 10 月 16 日。初因发热半月不退、乏力入院，2011 年 9 月 22 日彩超：肝脏弥漫性变，门脉内径 1.1cm，肝内胆管结石，胆囊结石，胆囊炎。HBV - DNA：1.108 × 106IU/ml，ALT：638.1，AST：248.5，IBIL：16.1。按病毒性肝炎治疗半月，今日出院检查：ALT：360.2，AST：150.6，GGT：76，ALB：34（35 - 55）。现右胁胀痛，连及后背，余无所苦。舌暗，尖略红苔白罩灰，有地面霜华之感，脉双侧虚弦滑。

处方：生牡蛎 50g（碎），佛手 15g，砂仁 10g（包），鸡内金 25g，水牛角 20g，泽兰 25g，五味子 5g，青蒿 15g，丹皮 15g，桑叶 20g，炙甘草 10g。五剂。

二诊：10 月 21 日。自昨日起，胁胀坠痛已不明显，仍乏力。舌淡红，尖部有小红点，苔白不甚红；脉左虚弦滑，右关尺弦，沉取尺滑。上方加炙黄芪 25g，当归 15g，生牡蛎增为 75g，七剂。

三诊：10 月 28 日。自此前住院至今，一直静点复方甘草酸苷、注射用还原型谷胱甘肽（即阿拓莫兰、双益健）、肝水解肽（即维得健），口服阿德福韦酯。现已无胁痛，力增，唯食后脘胀，下午尤甚。舌转红润，尖部有小红点，苔白不厚有津；脉左关滑有弦，沉取尺滑，右关尺已柔，弦已不显。

处方：生牡蛎 75g（碎），佛手 15g，砂仁 10g（包），鸡内金 10g，水牛角 20g，泽兰 25g，五味子 5g，炙甘草 10g，炙黄芪 25g，当归 15g，肉桂 6g（后下）。十剂。

四诊：11 月 8 日。自诉服上方三剂，食后脘胀即明显减轻，午后矢气频频，右胁稍有不舒，后背略顶痛。舌整体红润，尖部小红点，中部有裂纹；脉左弦滑，右关尺弦，沉取尺滑大。11 月 6 日哈尔滨医科大学附属第一医院大桥分院检查：ALT：224，AST：99，GGT：78，HBV - DNA：6.6 × 10⁴IU/

ml，自行停静点药物两日。上方炙甘草增为 15g，炙黄芪 30g，加制鳖甲 20g，七剂。嘱同时停用双益健、维得健，改用上述两种保肝药口服，复方甘草酸苷改为口服，继服阿德福韦酯每日一片。

五诊：11 月 14 日。11 月 11 日起右胁隐隐作痛，后背痛显减，余无所苦。

舌尖红点散布，苔白腻有津；脉左关弦滑，右关尺弦较硬，左不如右有力。上方去制鳖甲，加炮姜 10g，九香虫 10g，七剂。

六诊：11 月 22 日。初服上方三剂显效，继又右胁胀痛，连及后背，食后尤甚，饮食二便无恙。舌尖红点散布，苔薄白腻有津；脉左关已无弦，右亦无弦硬感偏大，左小于右。上方去九香虫，加苍术 15g，肉桂增为 10g，五剂。

七诊：11 月 27 日。右胁胀痛显减，后背痛消失。舌偏红，尖部粟粒样红点密布，苔薄白腻有津；脉左关尺弦，右弦结。上方加淡豆豉 15g，仙灵脾 25g，七剂。

八诊：12 月 4 日。服上方自觉效果较前为佳，大便较前成形，除 11 月 29 日胁痛一次外，此间无所苦，下午食后腹胀仍存。舌红润，尖部红点密布，苔薄白腻有津；脉左关尺弦，右大中有弦。上方去水牛角，加党参 25g，麦冬 20g，十剂。

九诊：12 月 14 日。12 月 13 日哈尔滨医科大学附属第一医院大桥分院检查：ALT：51，AST：34，AST：ALT = 0.67，HBV – DNA：8.2×10^3 IU/ml。舌红润尖红，苔薄白腻有津；脉左关滑，关尺略弦，右滑利有神。继服上方十五剂。

十诊：12 月 29 日。服药期间状态本来已佳，数日来劳作过度，右胁略有不舒，后背亦有支撑感，近日大便不甚有形。舌同上，脉左关尺虚弦，沉取尺大，右滑缓时结。

汤方：上方加桂枝 15g，十剂。

丸方：生牡蛎300g，佛手50g，砂仁30g，五味子30g，鸡内金50g，泽兰50g，炙甘草30g，炙黄芪150g，当归25g，肉桂25g，炮姜25g，苍术40g，淡豆豉50g，仙灵脾50g，巴戟天50g，党参50g，麦冬40g，肉苁蓉50g，黄精150g，桂枝30g，桃仁25g，红花15g，神曲50g。一料，为末，做九克蜜丸，每次一丸，日三次服。

先服汤方五剂，再以汤丸隔日交差服用10日，此后每日规律服用丸药，隔三日停服阿德福韦酯一次，其余两种保肝药服完现存药量停用。

第二阶段

十一诊：2013年4月18日。连服丸药两料，历时五六个月，查HBV－DNA稍高于正常，其余指标全部在正常范围内，至2012年7月抗病毒及保肝药物全部停用。2013年3月因右胁痛不止，检查：ALT：1356，AST：600，HBV－DNA：9.98×10^6IU/ml。自行静点药物后，检查：ALT：33，AST：31，HBV－DNA：5.31×10^4IU/ml；彩超：门静脉主干内径10mm，肝内胆管结石6mm，胆囊结石3个，分别为4mm、5mm、6mm，胆总管扩张，内径8mm。现食后右胁坠胀，按之疼痛，口干咽燥。舌尖边偏红，星点密布，苔薄，舌底静脉瘀曲；脉左寸关见弦，沉取尺大，右关虚滑短。

处方：柴胡15g，山萸肉25g，元参30g，乌梅15g，当归15g，酒芍30g，丹皮15g，焦栀15g，木瓜25g，葛根30g，炙甘草15g，生白术30g，茯苓30g，生山楂25g。七剂。

十二诊：4月25日。右胁坠胀十去四五，口干咽燥缓解。舌尖边红见减，苔薄，津液多；脉左关虚弦见硬，沉取无尺大，右寸虚而搏指。上方去乌梅、元参，加麦冬20g，五味子10g，七剂。

十三诊：5月2日。自昨日起，近两周来首发右胁坠胀，连及后背，详询曾抱孩子，难以排除此因素。舌尖边红已减，有星点，苔薄；脉左关尺沉虚弦，已不硬，右寸虚滑，搏指感已无。

处方：柴胡 15g，山萸肉 25g，当归 15g，酒芍 30g，元参 30g，麦冬 20g，五味子 15g，肉桂 7g（后下），炮姜 5g，茜草 15g，降香 10g（后下），炙甘草 15g。七剂。

十四诊：5 月 9 日。食后胁胀显减，夜间时有胁痛绵绵，按之亦有刺痛。舌正，尖部有红星点；脉左寸虚弦，右关滑细缓。

处方：柴胡 15g，丹皮 15g，当归 15g，酒芍 30g，郁金 20g，肉桂 7g（后下）炮姜 5g，茜草 15g，降香 10g（后下），炙甘草 15g，姜黄 15g，茯苓 40g，生白术 25g，党参 25g，麦冬 20g，五味子 15g。七剂。

十五诊：5 月 16 日。食辣则"烧心"，之后右胁痛，连及后背，大便初硬后溏。舌质正红，苔薄；脉左滑见大，关虚陷，右关虚滑细。5 月 15 日黑龙江农垦总医院彩超：胆总管已无扩张，胆囊结石 5mm、6mm，原 4mm 结石看不清晰。肝左叶长径 51mm，右叶斜径 122mm，厚径 62mm；HBV－DNA：5×10^2 IU/ml。

处方：山萸肉 30g，炒白术 15g，党参 25g，茯苓 40g，木瓜 25g，乌梅 15g，枸杞子 30g，炮姜 5g，肉桂 7g（后下），降香 10g（后下），丹皮 15g，柴胡 15g，当归 15g，酒芍 30g，炙甘草 15g。七剂。

十六诊：5 月 23 日。自十一诊起，连续应用养阴柔肝，辅以温阳通肝络之法，现无所苦。舌尖边红，苔薄；脉左虚弦，尺略浮，右关虚缓见滑。患者今年复发以来，仅服恩替卡韦维持，每日一粒。

处方：山萸肉 25g，炒白术 15g，木瓜 25g，乌梅 15g，当归 15g, 酒芍 30g, 炙甘草 15g, 生地 20g, 丹皮 15g, 赤芍 20g, 炮姜 5g, 肉桂 7g（后下）, 降香 10g（后下）, 郁金 15g。七剂, 恩替卡韦改为每两日服一粒。

十七诊: 5 月 30 日。小便黄, 余无所苦。舌整体转为红润, 尖见红; 脉左虚弦, 右关虚陷, 寸尺滑缓。

处方: 山萸肉 25g, 炒白术 20g, 木瓜 25g, 乌梅 15g, 当归 15g, 酒芍 30g, 生地 20g, 党参 25g, 茯苓 40g, 炙甘草 15g, 炮姜 5g, 肉桂 7g（后下）, 通草 10g, 白茅根 30g, 降香 10g（后下）。七剂。

十八诊: 6 月 6 日。晨起口苦, 食后脘中烧灼, 右胁隐痛, 连及后背, 足心发热, 小便黄。舌尖红; 脉左虚弦, 右虚细。

处方: 山萸肉 30g, 生地 25g, 生山药 20g, 吴茱萸 3g, 黄连 5g, 木瓜 30g, 焦栀 15g, 淡豆豉 15g, 泽泻 15g, 丹皮 15g, 茯苓 15g, 肉桂 5g（后下）, 柴胡 15g, 当归 15g, 炒白芍 30g。七剂。

十九诊: 6 月 13 日。脘中烧灼无, 余症仍在。舌尖红, 脉左虚弦, 关部略陷, 右虚细。

处方: 山萸肉 30g, 金钱草 30g, 海金沙 30g（包）, 鸡内金 30g, 肉桂 7g（后下）, 滑石 25g（包）, 生地 25g, 枸杞子 20g, 丹皮 15g, 茯苓 40g, 茜草 15g, 降香 15g（后下）, 泽泻 15g。七剂。

二十诊: 6 月 20 日。右胁痛显减。舌尖红; 脉左虚弦, 右虚缓细。上方去泽泻, 加生甘草 15g, 炙甘草 15g, 生白术 25g, 七剂。

二十一诊: 6 月 27 日。右胁略有堵闷。舌红, 尖部尤甚; 脉左虚弦, 右虚缓。6 月 26 日黑龙江农垦总医院检查: 肝功正常, HBV - DNA（ - ）。

处方：金钱草 30g，海金沙 30g（包），鸡内金 30g，山萸肉 25g，滑石 25g（包），生地 25g，枸杞子 20g，丹皮 15g，茜草 15g，降香 15g（后下），芒硝 10g（冲），威灵仙 15g，茯苓 40g，生白术 30g。七剂，恩替卡韦改为每三日服一粒。

二十二诊：7 月 4 日。服上药大便未见稀溏，右胁仍略有堵闷，余无所苦，舌脉同上。上方去茯苓，生白术增为 40g，加石韦 30g，七剂。

二十三诊：7 月 11 日。右胁堵闷更见轻减，余无所苦，大便仍未见稀溏。舌尖边红，脉左略弦，关见虚陷，右弦滑细缓。继服上方七剂，恩替卡韦改为每五日服一粒。

二十四诊：7 月 18 日。右胁堵闷继减，大便见溏。舌尖红；脉左略弦，关见虚陷，右寸虚滑缓。上方去芒硝，生白术减为 30g，加车前子 30g（包），七剂。

二十五诊：7 月 25 日。劳后右胁胀痛一周，午后夜间尤甚。舌尖红减，脉左弦大减，余几同上。十六诊方去通草、炙甘草，七剂。

二十六诊：8 月 1 日。仍右胁胀痛，时有刺痛。舌红减，尖略红；脉左仅略弦，右虚缓。上方去生地，加茜草 15g，泽兰 15g，金钱草 30g，七剂。

二十七诊：8 月 8 日。右胁已减仍痛，多汗，近一周沾凉水则手痒。舌同上，双脉虚缓。

处方一：山萸肉 25g，木瓜 30g，乌梅 15g，茜草 15g，泽兰 15g，党参 25g，炮姜 5g，肉桂 7g（后下），金钱草 30g，鸡内金 30g。七剂。

处方二：桂枝 20g，防风 10g，荆芥 10g，川椒 10g，透骨草 10g，白鲜皮 25g，红花 10g，徐长卿 15g。五剂，煎汤外洗。

二十八诊：8 月 15 日。右胁痛继减，手痒亦减。舌同上，脉左虚略弦，右虚缓。上方加炙黄芪20g，枳壳20g，七剂。

二十九诊：8月22日。右胁痛继减。检查：HBV－DNA（－）。

处方一：上方炙黄芪增为30g，五剂。

处方二：二十六诊处方二加白蔻仁10g，生山楂30g，七剂，连洗半月。

处方三：二十六诊处方一原方两付，加炙黄芪60g，琥珀40g，海金沙50g，硼砂20g，芒硝50g，生山楂60g，为末做九克重蜜丸，处方一服完后，每次一丸，日三次服。

三十诊：日期忘记。舌红大减，尖略红，苔薄，脉双虚滑。10月23日黑龙江农垦总医院彩超：胆囊结石5mm、6mm，肝内强回声一个，5mm。二十六诊处方一原方两付，金钱草增为150g，加丝瓜络50g，琥珀80g，海金沙100g，硼砂40g，芒硝100g，生山楂120g，神曲100g，为末做九克重蜜丸，每次一丸，日三次服。

按：第一阶段：初诊以桑希生先生经验方牡蛎汤合《温病条辨》青蒿鳖甲汤加减，方中生牡蛎散结和阴，丹皮解血分之郁，桑叶除气分之郁，水牛角、泽兰合用，凉血活血解毒，降低转氨酶。二诊牡蛎增量，加大散结和阴之力，合入黄芪、当归，益气生血。现代药理研究表明，黄芪可促使机体产生干扰素，以抗病毒。三诊食后脘胀，恐阴柔消导之品过多，戕伐中阳，故虽步前法，而去青蒿、丹皮、桑叶，减内金之量，加肉桂以温运阳气。四诊增黄芪、甘草之量以扶助正气，因其舌尖红，加鳖甲滋阴潜阳，兼可散结。诊后忖度，似加淡豆豉、郁金之类解郁热较宜。五诊因脉见双弦，双弦主寒，故去鳖甲之攻破，加炮姜、九香虫温阳止痛。六诊脉弦显去，盖九香虫虽可温阳，然其香窜仍不宜于本病也，故本诊去之，肉桂增量，又加苍术，合炮姜共成圣术煎治其虚胀。七诊右胁胀痛显减，可证圣术煎之温阳于本病甚宜，又本诊脉关尺弦，有结，肾阳虚寒凝也，故步上法，加仙灵脾温肾益精。自三诊以来，温阳益气法于此患病症甚合。八诊脉右大于左，故合生脉饮益气养阴。至八诊用药，阴柔之品尽去，九诊患者病情大愈，继用上方十五剂以杜其根。九诊方几算无遗策，十诊患者劳累后脉结重见，合桂枝以成桂枝甘草汤益气生阳通脉。总结第一阶段前后治疗，可知温阳益气法为治疗乙肝重要一法。

第二阶段：十一诊患者乙肝病重又发作，按理参考第一阶段治疗，当用温阳益气法，然据患者左脉为肝肾阴虚，故决以养肝阴为主。十二诊见显效，据右脉寸部搏指为肺气不敛，尺大提示金水不能相生也，故合生脉饮益气敛阴，以降肺气，使金水相生，肾水足，则肝木得养，此养肝敛肺法之义也。十三诊继用养肝敛肺之法，参入通肝络法，并加仿圣术煎用肉桂、炮姜温运阳气。十四诊至十八诊皆从前法出入加减，至十九诊参入化石之品，右胁痛大减，此后一直沿用化石法配合。至二十七诊，以祛风除湿之剂外洗治其手痒。二十九诊 HBV-DNA 转阴，故改以丸药巩固，方中合马骥先生金珀消石散化结石，三十诊继服之。总结第二阶段治疗，养肝阴敛肺气法为治疗乙肝另一重要法则。

又按：第一阶段、第二阶段分别用温阳益气、养肝阴敛肺气法治疗同一患者乙肝，皆有佳效，何也？盖第一阶段处于秋冬之时，天阳消减，人体阳气亦难振奋，故温阳益气法有效。第二阶段处于春夏之时，天阳渐盛，人体阳气得助，往往有过旺之时，如此阴血被伤，故另用养肝阴敛肺气法亦有效。

胁痛案 2

杨某，男，58 岁，哈尔滨市人。

初诊：2015 年 4 月 5 日。肝硬化发现一年，肝脾肿大，血小板下降，形盛，平素好酒。刻诊：颜面晦暗，食后脘胀，胸膺蜘蛛痣散布，时有口苦口黏，大便黏腻，足热汗出，日重暮轻。舌紫暗，苔黄白腻；脉双关尺虚弦缓，重按左尺虚软无力，右尺搏指有力。

处方：柴胡 15g，制鳖甲 25g，黄芩 15g，清半夏 15g，草果 5g，槟榔 15g，厚朴 15g，枳实 15g，赤芍 20g，楮实子 20g，制首乌 20g，三棱 10g，莪术 10g。七剂。

二诊：4 月 12 日。4 月 10 日于哈尔滨医科大学附属第一医院检查：肝弥漫性病变，脾大；GGT：124.7（正常范围：12～58）；TBIL：25.21；WBC：3.63；PLT：93.40；PT（凝血酶原活动度）：76%（正常范围：80%～120%）。服上药食后脘胀减，口苦口黏几无，其间大便如水两次，现已无大便黏腻、足热汗出，右胁绵绵作痛。舌紫暗，苔黄厚腻；脉双关尺虚弦大，重按双尺应指之力已经相同。

处方：柴胡 15g，制鳖甲 25g，黄芩 15g，清半夏 15g，草果 5g，槟榔 15g，厚朴 15g，旋覆花 30g（包），茜草 15g，楮实子 20g，黑豆 30g，三棱 10g，莪术 10g，干姜 10g，黄连 5g。七剂。

三诊：4 月 21 日。右胁痛无，脘胀减，口苦口黏、足热汗出时发。舌同上，脉左尺虚缓大，右尺虚弦细缓。

处方：柴胡 15g，黄芩 15g，制鳖甲 25g，茵陈蒿 20g，党参 20g，清半夏 15g，草果 5g，槟榔 15g，厚朴 10g，青蒿 15g（后下），三棱 10g，莪术 10g，枸杞子 30g，泽兰 15g，泽泻 20g。七剂。

四诊：4 月 28 日。胁痛、脘胀、口黏皆无，口苦大减，大便正常，唯腰痛，午后申时乏力，至酉时逐渐力增。舌紫暗，苔白腻，双关尺虚弦滑大。

处方：柴胡 15g，当归 15g，酒芍 30g，黄芩 15g，制鳖甲

25g，茵陈蒿 20g，党参 20g，清半夏 15g，三棱 10g，莪术 10g，桑寄生 30g，枸杞子 30g，泽兰 15g，泽泻 20g。七剂。

五诊：5 月 5 日。近日发怒一次，右胁复又略痛，仍腰痛，午后乏力，足热汗出。舌紫暗，苔黄厚腻；脉转为寸关虚弦滑大，右显大于左。

处方：鹿角胶 10g（烊），龟板胶 10g（烊），党参 25g，枸杞子 30g，桑寄生 30g，续断 25g，柴胡 15g，当归 15g，酒芍 30g，黄芩 15g，清半夏 15g，制鳖甲 25g，泽兰 15g，泽泻 20g，麦冬 20g，五味子 15g，葱管两段。七剂。

六诊：5 月 12 日。腰痛、乏力缓解，足热亦减（患者自述与近日阴雨连绵有关），右胁痛无，纳香，大便正常。舌紫，苔白腻；脉左关尺虚大，右虚滑带弦。

处方：鹿角胶 10g（烊），龟板胶 10g（烊），党参 25g，枸杞子 30g，桑寄生 30g，续断 25g，柴胡 15g，当归 15g，酒芍 30g，制鳖甲 25g，泽兰 15g，泽泻 20g，桃仁 10g，红花 10g，赤芍 15g，黄芩 15g。七剂。

七诊：5 月 19 日。腰痛、乏力消失，唯右胁绵绵作痛，时有堵闷感，纳食正常。舌紫暗，苔白黄腻；脉左尺虚缓，右关尺虚弦洪。

处方：柴胡 15g，当归 15g，酒芍 30g，制鳖甲 25g，泽兰 15g，泽泻 20g，赤芍 15g，桑寄生 30g，续断 25g，清半夏 15g，黄连 5g，瓜蒌 20g，红花 15g，党参 25g，茯苓 30g，生白术 25g。七剂，配服金匮肾气丸。

后知患者禀性倔强，畏汤药苦口，不欲再诊。

按：食后脘胀，口苦口黏，大便黏腻，舌紫，苔黄白腻，肝脾不和，湿热蕴结也；据脉，下元亏虚明显，两者相权，先调肝脾，后补肾元，方以大柴胡汤加三棱、莪术、鳖甲等味，疏肝解郁，活血通络，合达原饮草果、槟榔、厚朴祛湿破结。

服后大便如水，湿从大便去也，此后肝脾不和诸症减轻，故再步前法，据脉加楮实子、黑豆补益肝肾；合旋覆花汤化瘀通肝络，止胁痛。三诊肝脾不和诸症减而未除，故仍步前法，加青蒿、茵陈清化湿热，泽兰、泽泻化瘀利湿。四诊肝脾不和诸症大效，唯腰痛，据脉肝肾不足转成主要矛盾，故本诊继步前法巩固调理肝脾之效，又加桑寄生益肝肾。盖四诊补益肝肾力度不足，是以五诊腰痛、午后乏力、足热汗出等肾元不足诸症仍较明显，故改用龟鹿二仙胶为基础方，以阴阳双补，填补肾精，并加疏肝解郁、祛湿活血通络之味；因脉突转寸关虚弦滑大，右显大于左，肺气肃降不利也，故加麦冬、五味子敛降肺气。六诊肾虚诸症缓解，足证上法处置得当！故再步前法，据脉肺气肃降不利消失，故去麦冬、五味，以防碍于清化湿热。七诊患者右胁堵闷，在继步前法基础上，合入小陷胸汤清化湿热，散郁结；因肝硬化之病，许多医者认为脾气亏虚是根本病机，故稍加四君子汤补脾益气。此后患者畏药味苦口罢治，骄恣不论于理者也，属"六不治"，无可奈何矣。

又按：初诊重按右尺搏指有力，下焦相火盛也；左尺虚软无力，肾阴虚也。二诊重按两尺相平，相火见敛也，初诊调理肝脾，化湿活血清热，有助气机条畅，亦有助于下焦相火收敛也。

又按：四诊午后申时乏力，至酉时逐渐力增，何也？盖申时阳气敛降，开始由阳入阴，然患者肝肾不足，肺金肃降不利，导致阳气不能正常入于阴分，实现正常敷布，故出现乏力。至酉时天阳敛降，机体得助，肃降稍佳，阳气敛降趋于正常，故乏力渐缓。

又按：本案患者面黑，足热汗出，薄暮乏力，除去肌肤黄疸一症，较类《金匮要略》所谓女劳疸证。而发展至此阶段，与患者平日多饮，日久酒毒伤精耗气有关。由此悟得，《金匮要略》黄疸病篇所分谷疸、酒疸、女劳疸，是仅就疾病某阶段而言，本可互病，不可截然分为三类也。譬如本案患者，早期未必不是谷疸、酒疸之表现，无非日久伤精耗气，下元亏虚，发展为女劳疸也。

胁痛案 3

李某，女，31 岁，哈尔滨市人。

初诊：2015 年 10 月 29 日。右乳下线状区域闷痛，肺部 CT、肝胆脾胰彩超无恙。脉左关虚缓，右关弦而无力。

处方：炙黄芪 25g，桂枝 15g，酒芍 30g，炙甘草 10g，红参 10g，旋覆花 30g，茜草 15g，红糖 30g。十四剂。

12 月 20 日来告：服数剂右乳下痛即消失，继服尽剂，至今未发。

按：据脉，此为土虚木乘，加之此前曾以疏肝温中之法治疗此患腹痛有效，故以黄芪建中汤为基础方，合以旋覆花汤通络止痛，速愈。

（十一）腰痛病案

腰痛案 1

谷某，女，61 岁，农民，河北省临西县乔屯村人。

初诊：2013 年 2 月 20 日。胸闷喘憋，心悸艰寐，颜面浮肿，双下肢牵引作痛，时发口苦，五更作泻，鼻不闻香臭。舌淡暗，两边见紫，苔黄厚腻；脉左关尺虚弦，沉取尺大，右关虚洪。临西县医院 2011 年 5 月 14 日颅部 CT：右侧脑室旁脑梗；ECG：左心室高电压，非特异性 ST－T 改变。2011 年 5 月 14 日腰部 CT：$L_{3/4}$、$L_{4/5}$、L_5/S_1 椎间盘突出，伴椎管狭窄，腰椎骨质增生。

处方：清半夏15g，陈皮25g，枳实15g，竹茹15g，茯苓40g，生地20g，柴胡15g，石菖蒲15g，党参25g，麦冬20g，五味子15g，牛蒡子20g，僵蚕10g，生山楂25g。五剂。

二诊：2月23日。服第一剂鼻即知味，二剂后大便溏，继服复常。现已服三剂，鼻知味，口苦无，五更泻亦无，心悸艰寐改善，唯仍胸闷喘憋，颜面浮肿，可能与撤西药有关。舌紫暗，苔黄厚腻；脉左关虚缓，右关脉已见敛，仍虚。因余即将返哈，嘱上方服尽，若佳，继服七剂。再以血府逐瘀丸合补中益气丸服之，可临时配合西药。

腰痛案2

王某，男，32岁，军队机关职员，黑龙江省哈尔滨市人。

初诊：2013年10月24日。躯体肥硕，腰时麻时痛如常，坐久尤甚，便溏时多，食后即腹痛欲便，鼻不闻香臭。舌红，苔中后白黄而厚；脉双寸关虚缓，右略大。

处方：清半夏15g，陈皮25g，茯苓40g，枳实15g，竹茹20g，牛蒡子20g，僵蚕15g，炙甘草15g，干姜10g，炒白术30g。七剂。

二诊：10月31日。家属代述，腰痛减，鼻已知味，平素咳多。上方加狗脊25g，党参25g，七剂。

三诊：11月7日。服上方五剂，腰痛显减，大便见成形。今日腰酸，初起立腰难伸展，双下肢时麻，溲黄。舌红，苔浮白腻；脉双寸虚滑软数，左寸尤大，右部偏细。

处方：豨莶草40g，生地20g，熟地20g，白茅根30g，茜草15g，炙甘草15g，干姜10g，炒白术30g，牛蒡子20g，僵蚕15g，狗脊30g，炒杜仲30g。七剂。

按：此二患皆有腰疾、鼻不闻香臭，患者言一二剂鼻即知味。而其就诊之日相距甚远，据脉症治之之药接近，值得总结。二患皆用温胆汤诸药以及牛蒡、僵蚕化湿清热通脉之味，取效其在此乎？

腰痛案 3

许某，女，23 岁，我校 2009 级学生，安徽省人。

初诊：2013 年 4 月 11 日。体形偏胖，原食后困倦，嘱以补中益气丸、加味逍遥丸服 10 余日减轻。现平素腰痛，难以久坐，手足汗出，时发烦热。舌体胖，中后部红星点散布，尖部红点密集，中后部苔浮黄；脉左寸虚见滑，沉取尺大，右尺沉虚大。

处方：牛蒡子 20g，僵蚕 15g，川芎 10g，当归 15g，肉桂 10g，骨碎补 30g，葛根 30g，柴胡 15g，酒芍 30g，生白术 30g，独活 5g，羌活 5g。七剂。

二诊：4 月 18 日。食后困倦无，时发烦热减，大便转溏，日三四行。仍腰痛，逢阴雨天尤甚。舌淡略暗体胖，苔薄；脉双尺见敛，整体以虚滑短弱为主。

处方：葛根 30g，桑寄生 20g，狗脊 30g，炒杜仲 25g，炙甘草 15g，干姜 10g，茯苓 30g，炒白术 30g，肉桂 10g，炮附子 10g，玉竹 40g。七剂。

三诊：4 月 25 日。烦热无，大便成形，腰痛减轻，坐久仍痛，活动后缓。舌淡见红，中后部红星点散布，苔偏浮黄腻，亦见于中后部；脉右尺沉滑，不甚有力，左部显弱于右。

处方：生山楂 30g，茯苓皮 30g，当归 15g，酒芍 30g，川芎 15g，狗脊 20g，川断 20g，仙灵脾 20g，菟丝子 30g，焦栀 10g，淡豆豉 10g，泽兰 20g，泽泻 20g。五剂。

四诊：5 月 2 日。大便又转溏，坐久初起立则觉腰脊强。舌淡尖边红星点密布，中后红星点散布，苔偏浮黄腻，亦见于中后部；脉左沉弱甚，右寸虚滑细。

处方：炒白术 30g，茯苓 30g，肉桂 7g（后下），柴胡 15g，当归 15g，炒白芍 30g，川芎 15g，干姜 10g，玉竹 40g，炙甘草 15g，桑寄生 20g，狗脊 25g，葛根 40g。七剂。

五诊：5 月 16 日。服后大便溏，日行五六度，四剂尽，腰痛显减，七剂尽，腰痛、便溏均无，咯痰多，近日乳房胀痛，经水欲潮。舌淡，中后部苔减，略见浮黄；脉左滑而偏有力，右关虚滑细。

处方：川芎 15g，生山楂 25g，青皮 10g，柴胡 15g，乌药 15g，鹿角霜 20g，当归 15g，炒白芍 20g，仙灵脾 25g，菟丝子 30g，月季花 15g（后下），桑寄生 20g，怀牛膝 25g。五剂。

5 月 22 日来告服上药一剂，月经来潮，现已经净，嘱服金匮肾气丸十日以资巩固。多日后又见之，腰痛始终未发。

按：四诊改用肾着汤加味后，腰痛显减，此为本案关键环节。

腰痛案 4

杨某，女，56 岁，哈尔滨学院教师。

初诊：2013 年 5 月 30 日。腰痛二月，以左为甚，平素溲频，大便难禁。舌暗红而胖，尖红甚，苔白厚腻，脉双侧不甚有形。彩超：左肾有泥沙样沉积。

处方：葛根 30g，桑寄生 25g，炙甘草 15g，干姜 10g，茯苓 40g，炒白术 25g，肉桂 10g（后下），竹叶 15g，通草 10g，猪苓 20g。七剂。

二诊：6 月 6 日。腰痛减，舌苔转薄，尖略红，脉仍不甚有形。哈尔滨市中医院彩超：左肾囊肿并囊壁钙化，双肾泥沙样结石（0.4cm）；CT：$L_{4/5}$、L_5/S_1 小关节病。

处方：葛根 30g，桑寄生 25g，炙甘草 15g，干姜 10g，茯苓 40g，炒白术 30g，肉桂 5g（后下），炮附子 5g，牛蒡子

20g，僵蚕 15g。七剂。

三诊：6 月 13 日。腰痛大减，大便不禁稍减。舌暗，尖略红，苔黄白腻；脉同上。上方肉桂改为 7g，加鸡内金 50g，石韦 30g，七剂。

此后三诊则改以六味地黄丸、三金二石汤出入治其结石，共服十九剂，惜后未坚持治疗。

按：许案四诊方和杨案二诊方均为腰痛显减关键，皆以肾着汤加肉桂、附子为主方温肾阳，祛寒湿，同时加葛根、桑寄生、僵蚕、牛蒡子等活血通脉之品，此方不可小视。

腰痛案 5

王某，女，25 岁，哈尔滨市人。

初诊：2013 年 9 月 18 日。幼时罹患肾炎，此后逢寒即腰痛，脱发明显，畏寒，便干。月经量少，每 20 到 30 日一转，前后不定期，经前经行腰痛，求子不得。舌暗泛紫，中后部苔黄腻不厚；脉左关虚滑细，右寸虚滑大。

处方：川芎 15g，肉桂 7g（后下），羌活 7g，独活 10g，肉苁蓉 20g，枸杞子 30g，党参 25g，龟板胶 5g（烊），鹿角胶 10g（烊），川牛膝 25g。七剂。

二诊：9 月 26 日。腰痛显减，仍脱发，整体气色转佳。舌淡暗，根部苔浮黄腻；脉左关右寸以虚滑细为主。上方去川牛膝，龟板胶增为 10g，加山萸肉 25g，麦冬 20g，郁李仁 20g，苍术 15g，黄柏 15g，白蔻仁 5g（后下），十四剂。

三诊：10 月 17 日。本月经行腰痛缓解，脱发显减，大便见畅，小腹坠痛，手足冷明显。舌同上，双脉以虚缓为主。末次月经：9 月 28 日。

处方：枸杞子 30g，党参 25g，龟板胶 10g（烊），鹿角胶 10g（烊），仙灵脾 25g，仙茅 5g，巴戟天 20g，当归 15g，鸡血藤40g，白蔻仁5g（后下）。七剂。

四诊：10月27日。服后手足冷缓，近日烦劳，脱发又显，腰痛亦作，今日突生感冒状，大便亦不畅。舌淡暗，中后部苔浮黄腻；脉左虚滑，右虚滑大，有洪意。

处方：枸杞子30g，党参25g，龟板胶10g（烊），鹿角胶10g（烊），生白术30g，桑寄生25g，川断25g，桂枝15g，川牛膝20g，炒白芍15g，炙甘草10g，淡豆豉10g。七剂。

按：初诊据逢寒或经行腰痛、畏寒、脱发、经少，肾精不足也。本虚于内，寒湿易乘于外，故以龟鹿二仙胶大补肾精，同时化用川芎肉桂汤方义散寒除湿，因舌有黄腻苔，恐有内热，故加川牛膝利水引火下行，并给痰湿以出路。二诊显效，是以增大补益之力，合以二妙散化痰湿清热。三诊脱发显减，是补益之功也，因手足冷，合入二仙汤温肾阳。四诊之时，因有外感之状，加淡豆豉散邪，生白术运脾通便，重用可利腰脐之瘀血，以治腰痛。

（十二）消渴病案

消渴案1

侯某，女，59岁，哈尔滨市人。

初诊：2012年8月15日。糖尿病发现两三年，FBG：9～10mmol/L，血压：170/110mmHg，以司乐平维持，乏力，头晕，目花，时口苦，入寐难，双膝痛。舌淡暗，边有齿痕，中后部苔浮黄腻，根部有肉棘；双脉虚数，一息六至。

处方：苍术15g，黄柏10g，灵芝25g，生薏米40g，黄连15g，生石决明30g，百合30g，夏枯草15g，川牛膝25g，怀牛膝25g。七剂。

二诊：8月22日。血糖未有明显下降，血压：150/

100mmHg，心悸显减，力增，寐安，双膝痛、口苦亦减。舌偏暗，有齿痕，中后部苔浮黄腻；脉左寸虚数，右寸虚细数。上方加党参25g，麦冬20g，五味子15g，七剂。

三诊：8月29日。诸症皆减，FBG：8.1mmol/L，血压：140~150/90~100mmHg，便溏。舌色转正，仍有齿痕，后部苔浮黄腻；脉左寸虚数，右关虚短数。上方加炒白术20g，七剂。

四诊：9月5日。FBG：7.3mmol/L，大便转成形，脱发减，鼻中气灼，视物如蒙。舌偏红瘦（患者自述来诊前甫饮热水），苔薄；脉左寸虚滑细，有洪意，右关虚滑。上方去炒白术，加桑白皮15g，刺蒺藜25g，七剂。

五诊：9月12日。FBG：7.4~7.6mmol/L，PBG：9~10mmol/L，血压不稳，高时达180/110mmHg。整体状态较佳，脱发大减。舌色正，有齿痕，后部苔浮黄腻；脉双寸虚缓，左显大于右。

处方一：四诊方加生地20g，五剂，此后继服处方二。

处方二：处方一各药各增为原量三倍，加覆盆子30g，菟丝子30g，枸杞子30g，车前子30g，沙苑子30g，决明子30g，生山楂60g，炼蜜为丸，每丸九克重，每次一丸，日三次服。

六诊：12月5日。FBG：6.1mmol/L，血压：130~140/80~90mmHg。难寐，甚则有时仅得寐一二时，心悸，动则头汗出。舌暗，有齿痕，后部苔浮黄腻；脉双寸虚滑见数，左寸见大。

处方一：柏子仁15g，炒枣仁15g，茯苓40g，知母15g，合欢皮20g，石菖蒲15g，生龙骨25g，柴胡15g，酒芍30g，当归15g。七剂，此后继服处方二。

处方二：二诊方各药各增为原量三倍，加覆盆子30g，菟丝子30g，枸杞子30g，车前子30g，沙苑子30g，决明子30g，生山楂 60g，当归 30g，龟板 30g，生龙骨 50g，山萸肉 30g，沉香 25g。炼蜜为丸，每丸九克重，每次一丸，日三次服。

2015 年 3 月 8 日来诊，自述已经停药较长时间，饮食无所禁忌，FBG：6～7.5mmol/L，状态甚佳。

按：初诊据舌从湿热蕴结辨治，以二妙散加味，因血压偏高，合入平肝潜镇、引血下行之石决明、夏枯草、牛膝诸品。二诊症减，因脉仍虚数，加生脉散益气养阴。三诊因便溏，加炒白术健脾。肺开窍于鼻，肝开窍于目，患者鼻中热，视物昏蒙，故四诊加桑白皮、刺蒺藜清肺肝。五诊血糖、血压皆有波动，但患者状态较佳，思古时并无血压计、血糖仪，仅以四诊为依据判断病情，故仍步前法，并做丸药，补肾填精，化湿清热，缓缓图之。三月后患者来诊，血糖、血压皆有显著改善，可知五诊处理得当，六诊因寐差，临时应用养心益肝，解郁安神法，后继仍用丸药巩固，大法仍同五诊丸药。

消渴案 2

徐某，男，45 岁，河北省临西县乔屯村人。

初诊：2014 年 1 月 26 日。因糖尿病常就诊山东省聊城市第二人民医院，嘱服迪化唐锭（0.5g×1 片，日两次）、瑞格列奈（0.5mg×2 片，日三次）、吡格列酮（1 粒，日一次）。FBG：10.43mmol/L，HbA_{1C}：9.60（正常范围：4～6），LDL：3.95（正常范围：1.59～3.64）。平素口干，头木，难寐，血压时高时低。舌暗，苔黄白水滑而厚；脉双关尺虚弦。

处方：龟板 15g，怀牛膝 25g，川牛膝 25g，生龙骨 25g，生牡蛎 30g，代赭石 30g，茵陈 25g，神曲 30g（包），藿香 15g（后下），厚朴 15g。七剂。嘱睡前服麦味地黄丸，并服尼群地平、卡托普利维持控制血压。

二诊：2 月 2 日。口干几无，头清，寐转佳，唯近日全身瘙痒明显。舌暗，苔黄腻；脉左关虚有洪意，右关滑缓不柔。最近 FBG：9.1mmol/L，血压 135/90mmHg。

处方：龟板 15g，山萸肉 20g，藿香 15g（后下），厚朴 15g，茯苓 40g，陈皮 20g，杏仁 15g，茵陈 25g，神曲 30g（包），卷柏 20g，黄连 10g，干姜 5g。七剂，继续服用麦味地黄丸。

三诊：2 月 9 日。全身瘙痒消失，略有脘胀，近来鼻塞流清涕，咳嗽痰白。最近 FBG：9.3mmol/L，血压 120/90mmHg。舌见红润，苔白稍黄不厚；脉左虚弦滑细，右关虚缓。

处方：龟板 15g，山萸肉 20g，藿香 15g（后下），杏仁 15g，神曲 30g（包），生麦芽 25g，茵陈 25g，苍术 15g，黄连 10g，卷柏 20g，生薏米 40g，灵芝 25g，干姜 5g。七剂，嘱继续服用麦味地黄丸，并服通宣理肺丸，感冒症状消失后停服。

四诊：2 月 27 日。电告：上药服完后，自行继服三诊方 10 剂，最近 FBG：7.3mmol/L。嘱继服上方 7 剂，此后长期服用加味逍遥丸、麦味地黄丸及迪化唐啶。

按：初诊脉双关尺虚弦，阴虚阳亢也；舌黄白水滑，痰湿也，故以镇肝熄风汤为主方，加藿香、厚朴除湿，配服麦味地黄丸滋肝肾阴。二诊仅以龟板、山萸肉配合麦味地黄丸滋阴平肝，继步镇肝熄风之意，同时加大化湿清热力度。至三诊时虽全身状态转佳，但血糖并未明显降低，故本诊转以滋阴潜阳、清化湿热为大法，仿王维昌先生经验，加入苍术、生薏米、灵芝、黄连、卷柏之属，患者服 17 剂而空腹血糖降至 7.3mmol/L，血压平稳，虽因余返回哈尔滨，未竟全功，但其验可法。

消渴案 3

赵某，男，17 岁，哈尔滨市人。

初诊：2015 年 5 月 30 日。13 岁时因口渴引饮发现糖尿病，以胰激肽原酶肠溶片维持，现尿常规已提示糖尿病肾病改变，最近 FBG：6.8mmol/L。患者体肥，因扁桃体肥大而咽干，晨起恶心干呕，大便黏腻，小便浮沫，时腰痛，乏力，左肘伸侧有银屑病皮损。舌淡暗，泛紫气，苔薄黄不多，脉双尺沉滑小。

处方：枸杞子30g，黄精30g，苍术15g，生白术25g，生薏米30g，灵芝20g，卷柏15g，枇杷叶15g，射干15g，郁金20g，淡豆豉15g，玄参20g，通草10g，清半夏20g，黄连7.5g。五剂。

二诊：6月4日。晨起恶心干呕，大便黏腻减，小便浮沫无，腰痛显减，仍乏力，易饥。舌暗，苔灰黄乏津，脉双尺沉滑。自述服中药以来未再服用胰激肽原酶肠溶片，FBG：7.1～7.3mmol/L。

处方：枸杞子30g，苍术15g，生白术25g，生薏米30g，灵芝20g，玄参20g，柴胡15g，黄芩15g，清半夏15g，党参25g，炙甘草10g。七剂。

三诊：6月18日。FBG：6.7mmol/L。自述服中药以来始终未服降糖西药。大便黏无，仍腰痛，恶心干呕，周身酸楚。舌见红润，苔薄，脉双尺沉滑小。

处方：柴胡15g，黄芩15g，清半夏20g，党参25g，酒芍30g，炙甘草10g，苍术15g，卷柏15g，生薏米30g，灵芝20g，枸杞子30g，葛根30g，陈皮15g。七剂。

四诊：11月8日。数月以来，中西药皆未服用，FBG：5.2～6.3mmol/L，尿蛋白（－）。仍腰痛，恶心，便黏，周身酸楚，倦怠汗出，胸、背、下颏常发红疹，有脓头，畏寒恶热，下肢抽筋，手颤。舌淡嫩略暗，苔薄黄；脉左尺沉滑，右寸关虚缓。

处方：桂枝10g，炒白芍20g，生龙骨25g，生牡蛎30g，柴胡 15g，黄芩 15g，清半夏 15g，党参 25g，炙甘草 10g，苍术 15g，卷柏 15g，生薏米 30g，灵芝 20g。十四剂。

五诊：11 月 22 日。腰痛、恶心、发红疹、下肢抽筋、手颤均略减，仍倦怠汗出。舌泛紫气，苔薄黄；脉左尺沉滑，右寸关滑大有力。

处方：桂枝 10g，炒白芍 20g，生龙骨 25g，生牡蛎 30g，清半夏 20g，茯苓 30g，红参 10g，黄芩 15g，黄连 10g，干姜 10g，枇杷叶 15g。十四剂。

六诊：12 月 6 日。抽筋无，恶心几无，仍腰痛，多汗，恶热，胸背常发红疹，期间突发心悸一次，心率 114 次/分。舌淡紫，苔薄白灰黄；脉左尺中取滑，沉取则无，右寸关浮中取滑大见弦，沉取则无。

处方：枸杞子 30g，黄精 30g，菟丝子 20g，苍术 15g，生白术 25g，生薏米 30g，卷柏 20g，清半夏 15g，黄芩 15g，黄连 10g，干姜 10g，肉桂 10g（后下），丹参 20g，生龙骨 25g，生牡蛎 30g。十四剂。

七诊：12 月 20 日。FBG：5.8mmol/L。恶心无，红疹见减，近两周未发心悸，腰痛大减，仍有抽筋，尤以足大趾多发，多汗，口干。舌淡紫，苔薄；脉左关尺滑数，不任重按，寸弱，右寸关滑数，较有力。

处方：桑白皮 15g，地骨皮 15g，枸杞子 30g，菟丝子 20g，山萸肉 20g，酒芍 50g，炙甘草 15g，卷柏 20g，党参 15g，炙黄芪 15g。十四剂。

八诊：2016 年 1 月 7 日。其间并未执行糖尿病饮食，FBG：5.1mmol/L。抽筋、心悸无，汗出稍减，仍发红疹，瘙痒时痛，入夜痒痛均加剧，腰痛。近四日感冒，鼻塞流清涕，咽痛有异物感，上颚痛。舌淡暗，泛紫气，苔薄黄；脉双尺滑软数，寸弱。上方去桑白皮、地骨皮，酒芍减为 30g，加桑叶、菊花、射干、郁金、枇杷叶各15g，通草10g，十剂。

九诊：2016年1月17日。外感几愈，上颚痛无，略有咽痛，仍有腹痛，汗出，时发红疹。舌偏暗，苔薄黄；脉左尺虚滑数短，右脉滑数，不任重按。

处方：生地25g，山萸肉20g，生山药30g，枸杞子30g，黄精30g，肉桂10g，炙甘草10g，卷柏20g，紫草10g，茜草10g，水牛角20g，丹皮15g，桑白皮10g，枇杷叶15g。十剂。

按： 初诊据脉，断为肾精不足，兼之糖尿病多阴虚燥热，故加枸杞、黄精滋肾，仿王维昌先生经验，加入苍术、生薏米、灵芝之属；因咽干，合入《温病条辨》上焦宣痹汤；恶心干呕，故合入泻心汤辛开苦降以和胃。二诊大效，去宣痹汤结构，合入小柴胡汤，疏肝和胃。三诊加葛根、酒芍之类治其周身酸楚。患者自行中断中西药治疗数月，所幸状态稳定，从中亦知中药疗效持久。四诊观其畏寒恶热、恶心，此属少阳病；周身酸楚，汗出，属太阳病，故以柴胡桂枝汤为主方，加葛根舒筋，生龙牡收敛止汗。五诊仅得略效，转以桂枝甘草龙骨牡蛎汤和营卫，倍用芍药有敛汗、解痉之意，合红参又有桂枝新加汤之意，治其倦怠汗出；半夏泻心汤祛湿清热和胃治其恶心，加枇杷叶合黄连有枇杷清肺饮之意，治其红疹。六诊腰痛仍较明显，结合左尺沉取无力，虚也，故参初诊取效方参入补肾药，如黄精、枸杞、菟丝子等，更加肉桂与前药相伍，阴阳兼济，引火归元；因舌淡紫，加丹参养血活血。七诊腰痛大减，补肾之力也；仍有抽筋，结合左脉关尺不任重按，肝肾阴虚也，故加枸杞子、菟丝子、山萸肉补益肝肾，合入芍药甘草汤，解痉舒筋；左寸弱，清阳不升，故加党参、黄芪益气升阳；右寸关滑数有力，结合患者口干多汗，肺胃有热也，故加桑白皮、地骨皮清热。八诊脉右寸关滑数全无，故减桑白皮、地骨皮；因脉见双尺滑软数，寸弱，此肾阴阳两虚，清阳不升也，故枸杞子、菟丝子、山萸肉补肾，党参、黄芪益气生阳，又症见一派上焦风热之象，故合入上焦宣痹汤、桑菊饮之意，且桑叶、菊花、枇杷叶、郁金辛香上行，有助于升发清阳。九诊外感几愈，但四诊以来即有之腰痛、汗出、发疹皆未得消，合之于脉见虚数，左尺明显，故于本诊以补肾阴为主，合入犀角地黄汤、枇杷清肺饮以凉血清热透疹。

（十三）内燥病案

内燥案

赵某，女，54 岁，哈尔滨市人。

初诊：2014 年 1 月 9 日。体检发现 RF（＋），白细胞减少，于哈尔滨医科大学附属第二医院免疫系列检查：ANA1:320（正常范围：＜1:100），IgG：25（正常范围：7～16），诊断为：干燥综合征，医嘱服药方案：赛能（羟氯奎），抑制淋巴细胞浸润，早晚各一片，服用三周后泛发红疹，改服某药后即缓解；十一味参芪片，用以升白细胞；胆维他（茴三硫），利胆保肝，催涎，促消化。现阶段手背、手指肿胀明显，最近服药后膝盖肿胀消失，原有左口角糜烂，服 B 族维生素后缓解，现已口角糜烂 10 余日，周身疼痛，胸闷气短，畏寒，唾液、泪液甚少，口干，目干，时发热气时从后腰上升，之后汗出，足畏冷，手足心热，大便不彻。舌偏暗红，苔少如白沫，脉双寸虚软。

处方：熟地 25g，山萸肉 20g，山药 30g，泽泻 15g，茯苓 40g，丹皮 15g，桂枝 15g，炮附子 5g，灵磁石 30g（碎），党参 25g，络石藤 30g。七剂，仍同时配合服用上三药。

二诊：1 月 16 日。饭前服药则恶心呕吐，热气上冲减，目、鼻、口腔略生津液，口角糜烂愈合，足冷热觉增加，足热已无，尚有足畏冷，仍腰背酸胀。患者自述去年 4 月中旬面瘫，后遗右颜面僵硬，针灸三月疗效平平，现服药后亦有缓解。舌暗红，苔少如浮沫，脉双寸虚软。

处方一：一诊方去络石藤，加葛根 30g，桑寄生 25g，二十剂，每日一剂，早晚服。

处方二：柴胡 15g，黄芩 15g，清半夏 15g，太子参 15g，茯苓 40g，桂枝 20g，大黄 5g，生龙骨 25g，生牡蛎 30g。七剂，每日半剂，中午服。

三诊：2 月 20 日。服药一周后，出现发热，鼻中脓涕时多，继服消失；三周后鼻衄一次，今日又鼻衄一次；上半身发热汗出已无，三日前凌晨寅时盗汗一次；右颜面板滞、腰背酸胀均减，足胫转温，仍手肿而僵，午前重，脐周冷，不欲食。舌红乏津，已生甚薄苔；脉左寸虚软，右脉见起，较前有力。

处方一：熟地 25g，山萸肉 20g，山药 30g，泽泻 15g，茯苓 40g，丹皮 15g，桑寄生 25g，续断 20g，桂枝 15g，炮附子 5g，麦冬 20g，五味子 15g。七剂，每日一剂，早晚服。

处方二：柴胡 15g，炒白芍 30g，太子参 15g，茯苓 30g，生白术 20g，陈皮 15g，清半夏 15g，干姜 5g。三剂，每日半剂，中午服。

四诊：2 月 27 日。脐周冷，手心灼热皆无，右颜面板滞继减，纳食转香，手足潮润，仍口干，目干，手僵硬而肿。舌红，苔较前减少，脉同上。

处方一：熟地 25g，山萸肉 20g，山药 30g，泽泻 15g，茯苓 40g，丹皮 15g，枸杞子 30g，菊花 15g，知母 15g，花粉 15g，忍冬藤 20g，肉桂 10g（后下）。七剂，每日一剂，早晚服。

处方二：太子参 15g，石斛 15g，生山药 30g，玉竹 30g，麦冬 20g，青蒿 15g，炒白芍 30g。三剂，每日半剂，中午服。

五诊：3月6日。目干缓解，仍口干，右颜面板滞继减，面积缩小，手僵硬而肿，左甚于右，后背酸胀难忍，以腰、颈为甚，右头木。舌红减，已生甚薄白苔；脉双寸虚软。

处方一：鹿角胶 10g（烊），龟板胶 10g（烊），枸杞子 30g，菊花 15g，熟地 25g，山萸肉 20g，山药 30g，泽泻 15g，茯苓 40g，丹皮 15g，桑枝 30g，羌活 5g，肉桂 5g（后下）。七剂，每日一剂，早晚服。

处方二：太子参 15g，石斛 15g，生山药 30g，玉竹 30g，麦冬 20g，知母 15g，天花粉 15g。三剂，每日半剂，中午服。

六诊：3月13日。三日前减少棉衣过快，以致周身疼痛，此后加多衣物，并泡澡后缓解，手僵硬而肿，右颜面板滞继减，口干、后背酸胀亦减，大便黑。患者自述原周身无汗，现已可周身见汗；原口黏，晨起咯黄稠痰，亦皆减。舌同上，脉双寸虚软。

处方：熟地 25g，山萸肉 20g，山药 30g，泽泻 15g，茯苓 40g，丹皮 15g，知母 15g，天花粉 15g，忍冬藤 25g，葛根 30g，党参 25g，石斛 15g，麦冬 20g，玉竹 25g，肉桂 5g（后下）。七剂，每日一剂，早晚服。

七诊：3月20日。初服三日有欲发热汗出感，后三日有类似感冒发热感，汗出后消失；鼻干继减，周身酸胀、手肿手酸见轻，肌肤光润，口干口黏亦减，右颜面板滞面积继减，部位更趋表浅。患者自述原来必须饮水送服馒头，现在已经不用。舌转红润，已无明显发红，苔薄白；脉左寸、右尺虚浮。

处方一：同六诊方，七剂，每日一剂，早晚服。

处方二：桂枝 15g，炒白芍 30g，炙甘草 10g，大枣 4 枚（掰），防风 10g，桑枝 30g。三剂，每日半剂，中午服。

并嘱赛能按今日早晚各服一片，次日晚服一片，然后再改为早晚各服一片，继之次日晚服一片节奏服用。

八诊：3月27日。手肿手酸、周身酸胀、目干显减，仍口干，口角新生疱疹，鼻中生白痂，咯黄痰，昨日起夜间有冷感。舌红，苔薄；脉左寸、右关虚浮，左大于右。3月25日哈尔滨医科大学附属二院检查：IgG：22.4g/L，白细胞已经上升至 4×10^9/L，故停用十一味参芪片。

处方一：七诊处方一加桑白皮15g，七剂，每日一剂，早晚服。

处方二：七诊处方二加生石膏30g，三剂，每日半剂，中午服。

服后目干、口干皆缓，手肿几无。此后大法按温肾潜阳为主，益气养阴和脾胃为次，随证加减，断续调理至12月25日，整体状态甚佳，当时赛能已经连续两月未服，以麦味地黄丸、金匮肾气丸巩固。

按： 初诊患者表现一派上热下寒，姑以金匮肾气丸温肾潜阳，参考药理研究成果，加络石藤改善心功。二诊见效，上方尚觉合度，本诊因余寒假返乡，处两方同服，方一再步前法，方二解郁潜镇，交通上下。三诊鼻中脓涕、出血，皆是郁热外泄之象，此为佳兆，与温病家常谓"邪结在血分，解以发斑"同理，诸症缓解亦是证明。故方一再步前法，加麦冬、五味敛降肺气，合以肾气丸，形成金水相生之势；因脐周冷，不欲食，配合处方二柴芍六君子汤加减辛苦微温，和脾胃。四诊鉴于舌红，苔反减少，口干，目干，加知母、花粉、枸杞、菊花加大清养之力；仍配合处方二和脾胃，但转以甘润之品为主，益气养阴。五诊再步前法，并合龟鹿二仙胶双补阴阳。经过二诊至四诊两方并服，现患者诸多症状皆有缓解，故六诊尝试合为一方，仍以益肾为主，和胃为次。七诊合入桂枝汤调和营卫，燮理阴阳，并酌减赛能用量。八诊手肿手酸之顽症显减，此时赛能已减，遂再步前法，疗效更显。更可贵之处在于，患者意志坚定，坚持连续求诊，并遵医嘱酌情尝试减用赛能，如此历时一年，患者几乎痊愈！本案能克全功，功在医者，亦功在患者矣！

（十四）淋浊病案

淋症案 1

吴某，女，23 岁，贵州人，我校学生。

初诊：2012 年 9 月 6 日。一周前恶寒发热，于某院诊断为泌尿系感染，服药后缓解。三日前发热又起，予安瑞克、消炎痛栓、双黄连口服液等，用之则汗出热退，继而重又发热，如此反复。某医建议静点治疗，患者惧而求治于余。刻下：发热，时发咳嗽、呕吐，口干口苦，大便干，腰痛。因饮水较多，小溲尚清。舌红苔薄白，双脉滑偏数（一息五六至）。血常规：白细胞：17.1；尿常规：蛋白（＋），酮体（＋＋＋），隐血（±），白细胞：数百。

处方：柴胡 15g，黄芩 15g，清半夏 15g，枳壳 15g，大黄 10g，青蒿 15g，赤芍 20g，白茅根 50g，桔梗 15g，杏仁 15g，生石膏 40g。三剂。

9 月 9 日电告：一剂体温下降，自觉周身舒适，仍头痛头晕，咳嗽较剧。三剂尽，其病若失。

按："呕而发热者"，仲景以小柴胡汤治之。此患便干时呕，阳明病也；体温起伏，口干口苦，少阳病也，故当以少阳阳明合病治之以大柴胡汤。

又按：大柴胡汤加生石膏、青蒿、葛根治疗外感高热甚效。2014 年余在教学之余，口授上方治两学生高热不退，用布洛芬口服甚至静点不效者皆有捷效。按生石膏凉而能散，青蒿色绿，禀受生发之气，葛根清热透发，实践证明上三药皆可透邪退热也。

淋症案 2

李某，女，57 岁，山西省阳泉人。

初诊：2013 年开春以来，感冒频频，尿感时发，3 月间咳嗽不止，以射干麻黄汤加减五六剂愈。4 月下旬，感冒发热引发尿感，服羚羊感冒片等，现感冒之状不显，喉中不爽，溲频量少，无尿热尿痛，腰痛，舌白（此患为电话求诊，故舌脉缺）。

处方：生黄芪 20g，炒白术 15g，茯苓 30g，续断 20g，桑寄生 20g，苏叶 15g，连翘 15g，白茅根 30g，柴胡 15g，车前子 25g（包），汉防己 15g，五味子 10g。三剂。

4 月 28 日电告：愈。

按：此方为仿皖南名医张琼林先生验方健脾益肾汤而成，亦参入防己黄芪汤方义。

又按：张琼林《临证碎金录》所载方名为健脾益气汤，据其方药组成，实为健脾益肾之方，可能成书之时有所舛误，故余以健脾益肾汤称之。

淋症案 3

李某，女，26 岁，哈尔滨市人。

初诊：2013 年 5 月 30 日。一周前尿路感染急性发作，尿急，尿痛，尿不利，静点左替米星三日不解（其间尿感发作次日月经即转，二日而止）。现尿道刺激征已缓，其人面色少华，乏力，动则气喘，自觉午后 3～5 时发寒热，稍有心悸，移时而缓，夜寐多梦，寐中时发胸膺刺痛，食后嘈杂，反酸时多，平素便艰。舌淡暗，苔白黄乏津，几乎满布舌面，中后部有黄腻感，双脉不甚有形。

处方：汉防己 20g，生黄芪 25g，生白术 30g，生甘草 15g，白茅根 30g，土茯苓 30g，通草 10g，竹叶 15g。五剂。

二诊：6 月 6 日。尿感症状全无，胸膺刺痛消，仍乏力，动则气喘，心悸，易于困倦，大便二日一行，恶心频频，右胁胀痛。舌淡暗，苔白黄乏津，遍布三焦；脉左见有形，右不甚有形。

处方：杏仁 15g，白蔻仁 5g（后下），生薏米 40g，陈皮 20g，竹茹 25g，党参 25g，生白术 30g，炙甘草 10g，清半夏 15g，茯苓 40g，枳壳 25g，加生姜 3 片。七剂。

按：初诊见此患心脾气虚兼有痰湿郁热，故以防己黄芪汤益气除湿清热，加白茅根、通草、竹叶利尿通淋。二诊郁热见去，而痰湿仍存，且遍布三焦，"脾为生痰之源"，法当健脾祛湿，加之右脉甚弱，气分有亏甚明，故以六君子汤补脾益气，参三仁汤方义化痰湿。

淋症案 4

马某，女，53 岁，哈尔滨市人。

初诊：2015 年 1 月 15 日。2013 年胆囊摘除术后，每年尿路感染均发作三四次，后突然发现血尿，查为膀胱癌，施行每周一次膀胱灌注化疗，化疗九次之后转为每月一次。现正处膀胱灌注化疗期间，自诉灌注化疗之后尿频、尿热、尿痛剧烈，难以忍受，甚至恶心昏厥，多日方缓，但下一次灌注化疗之期又至，继而重发尿频、尿热、尿痛，痛苦异常，故来诊。现尿路刺激征明显，口苦，不喜凉物，进面食则肩胛间痛，便溏，乏力甚，心悸，气短，夜寐不实。舌暗红，泛紫气，苔薄；脉双尺虚大，右关微。

处方：白茅根 50g，生黄芪 25g，茯苓 30g，党参 25g，炒白术 35g，干姜 10g，炙甘草 10g，续断 20g，桑寄生 20g，车前子30g（包），清半夏15g，知母10g。五剂。嘱暂缓膀胱灌注化疗，观察中药疗效。

二诊：1月20日。尿路刺激征全无，口苦减轻，乏力、心悸、气短亦减，侧卧时不被压一侧麻木。舌暗见紫，苔薄；脉左尺虚大，右关微。上方去半夏，加藕节30g，生晒参10g，七剂。嘱本周施行膀胱灌注化疗。

三诊：1月27日。1月22日施行膀胱灌注化疗，已可耐受。当下尿路刺激征已无，口干口苦甚，近一周寐差。舌暗见紫，苔白黄干，双尺虚大。

处方：白茅根50g，生黄芪25g，茯苓30g，炒白术20g，续断20g，桑寄生20g，柴胡15g，黄芩15g，清半夏15g，干姜10g，焦栀25g，黄连5g，藕节30g，生龙骨25g，生牡蛎30g。二十剂。前十剂每日一剂，后十剂隔日一剂。

按：膀胱灌注化疗期间常伴尿路刺激征，可能与局部炎症、尿管机械刺激、药物化学刺激、肿瘤复发等有关。初诊结合脉证，思其体虚，故按劳淋之法治之。脉双尺虚大，肾气虚也，又右关微，脾阳虚也，故以健脾益肾汤合人参汤加减治之，又重用白茅根凉血清热，止淋痛。方中炒白术用量为误用，幸未造成患者不适，余平时用量为15～20g。二诊症状改善明显，可知上法有效，今再步前法，加大补虚之力。三诊膀胱灌注化疗已可耐受，当下口干口苦甚，故加柴胡、黄芩、焦栀、黄连解郁清热。本案可为膀胱灌注化疗期间常伴尿路刺激征治疗思路略备一格。

淋症案5

乔某，女，57岁，哈尔滨市人。

初诊：2009年11月9日。慢性膀胱炎多年，尿道刺激征时轻时重，双目干涩，鼻干如火，手足心热，吞酸腹胀，便干时多，左胁胀时作，项强。舌暗红有齿痕，苔白腻，左侧苔偏少。

处方：熟地25g，山萸肉20g，山药30g，茯苓15g，丹皮15g，泽泻15g，白茅根20g，麦冬20g，五味子10g，白芍25g，地榆15g。三剂量，为末服。

一月后遇之，患言目涩、鼻干、手足热等症大减，膀胱炎症状亦减，散剂之效甚是出人意料。

按：舌有齿痕，提示虚证；舌暗红左侧苔少，盖为阴伤，结合目干鼻燥，手足心热，便干等症，确定为阴虚，故以麦味地黄丸为主，加凉血活血解毒之茅根、地榆、白芍，虽方证相合，亦未料散剂少量频服之效验如此。自此，余对慢性缠绵之病症，屡用汤药荡之未果，常用丸、散、膏少量频服，潜移默化，反获累积之效。

淋症案6

王某，女，60岁，河北省临西县河西镇人。

初诊：2016年1月24日。电告：近二日尿道炎急性发作，尿频，尿急，淋漓不尽，尿色如浓茶，服阿莫西林、诺氟沙星不效，畏寒，腰痛。

处方：北京同仁堂牌金匮肾气丸。按说明书用量一倍半服用，每日用马齿苋30g滚水泡半小时取汁，以之冲服丸药。

1月26日电告：诸症消失，嘱按上法稍减用量继服两日巩固。

按：此患平素多就诊于余，知其素体阳虚，又初诊之时小便不利，畏寒，腰痛，故从肾阳不足，不能正常化气行水辨治，以肾气丸温阳化气。现市面所售金匮肾气丸实际多为济生肾气丸，温阳又能利水，再以马齿苋泡水取汁送服，取马齿苋清热解毒之意。此法简便有效，余每证之。

遗精案

段某，男，25 岁，河北人，我校学生。

初诊：2012 年 6 月 4 日。中学时代频繁手淫，加之大二暑期劳累，以致遗精滑精，尿频尿急，后自服中药兼推拿调理，证情时有轻重。大四以来，入寐较晚，证情又重，每二三日遗精一次，食肉、过饱、劳累后必发，牙龈萎缩伴出血，全身肌肉萎缩无力，大鱼际、腓肠肌蠕蠕而动，易惊，艰寐，脱发明显，进食稍迟即发低糖症状，舌偏左歪而颤，质红无苔。仍以推拿自行调整后，遗精改为每八日一次，余症渐趋加重。听余讲金匮课后，自服桂枝加龙骨牡蛎汤（桂枝 15g，生白芍 15g，生姜 15g，炙甘草 10g，大枣八枚，煅龙牡各 15g）10 剂，初服力增，肌肉萎缩减轻，尤以胸大肌、肱二头肌明显，脉仍沉微。后自觉食不能化更甚，牙龈萎缩出血，脱发，改生白芍为炒白芍继服，此间每剂加红糖一匙，自觉中气恢复明显，舌上薄白苔渐生，晨起滑精显减。唯不知此后如何继续调治，现商治于余。

处方：桂枝 20g，炒白芍 30g，党参 25g，莲子 25g，炙甘草 10g，煅龙骨 15g，煅牡蛎 30g，茯苓 40g，神曲 25g。七剂。

二诊：6 月 13 日。服半剂后，连上十楼气不粗喘，且心悸未发（以前上三楼即心悸，气短，乏力），易惊减，牙龈出血无，脱发减少，脉转沉滑细。现遗精显减，肌肉萎缩未再加重，然无明显改善。今日药中加红糖服之，力气又增，仍有头昏头重，渴不欲饮，或喜热饮，不欲食，甚或不饥，大便黏腻。嘱继服之。

7 月 15 日追访：6 月 28 日改用玉女煎加味，初服即觉视物不清，次日自觉胃气被伤，再改以初诊方加生白术 20g，红糖二匙，继服。现进食肉类仍遗精，但已明显缓解。舌左偏，质红苔少罩黄，有齿痕，颤动时多。嘱以三才封髓丹合生脉散加味继服。

按： 脾主肌肉，脾虚不能为胃转输津液，气血无以达筋肉，筋肉失其所养，故肌肉萎缩。此前患者连用生白芍，自觉食不能化，是芍药酸寒戕伐阳气也，后进玉女煎又见证重，是知患者病属阴阳两虚，偏于阳虚也。食肉、过饱、劳累后必发遗精，证明患者病在脾。食肉、过饱，加重脾不健运，收摄无力，故遗精；劳倦伤脾，脾虚失于收摄，亦可遗精。脾阴亏，无以化阳，脾阳虚，无力转输水谷精微，气血化生不足难以荣养机体，可致以上诸症。此案不可仅据舌红少苔，定其为阴虚也，四诊合参以及详询病史之重要性可见一斑，亦知桂枝加龙骨牡蛎汤为调和阴阳之方也。既用桂枝加龙骨牡蛎汤有效，故余加养心健脾之品继之，心气足，神安其位，脾阳健，转输有力，收摄正常，则遗精、心悸、气短、易惊皆减。前后用药，时加红糖配服，红糖温中补虚，于患者之证亦佳，当知。

（十五）水肿病案

水肿案 1

吴某，女，23 岁，韩国人，本校留学生。

初诊：2012 年 3 月 16 日。长年肢体浮肿，其父曾以韩医之法治之无效，平素胃脘胀，食多难化，大便偏干，乏力，畏寒。舌淡白，苔白腻不厚，脉整体为虚（此为追忆病案，具体脉象已忘却）。

处方：茯苓 40g，生白术 30g，木瓜 15g，木香 5g，槟榔 10g，干姜 10g，炮附子 10g，厚朴 15g，党参 20g，白芍 30g，炒麦芽 25g。五剂。

二诊：3 月 30 日。水肿减，余症亦减，因本月经转停药，水肿复转甚如前，服上方后舌苔局部剥脱。

处方：党参25g，生白术30g，干姜10g，炮附子10g，茯苓40g，厚朴15g，细辛5g，木瓜15g，槟榔10g，炙甘草10g，鸡血藤30g，炒麦芽25g。七剂。

后于校园中遇之，服二诊方后诸症显减，舌苔剥脱消失。

按：舌淡、苔白、脉虚、肢肿、脘胀，脾虚寒湿内阻也，故以实脾散加减，温脾利水。寒湿渐去，标象一去，本虚外露，故舌苔剥脱。因药力不继，以致复重，故二诊再步前法，略增温阳益气、化瘀利水之品，后收显效。脾阳来复，蒸动水谷精微上潮，舌苔剥脱自可消失。

水肿案 2

高某，女，24 岁，本校学生。

初诊：2012 年 6 月 4 日。晨起眼睑颜面肿，时发下肢肿，站立或下肢下垂两小时即作，近来肿胀感加重，午后夜间尤甚，肿处有热感，头昏如蒙，睡意浓厚，时口甘，手足冷，四末遇凉水则转苍白。舌淡暗，苔白厚腻；脉左沉滑，右虚滑细。经行吐泻，经期第一日小腹坠痛，末次月经 5 月 26 日。

处方：仙灵脾25g，巴戟天25g，党参20g，茯苓40g，炒白术15g，木瓜20g，炙甘草10g，槟榔10g，仙茅5g，鸡血藤40g，泽泻15g，干姜10g。五剂。

二诊：6 月 9 日。电告：服两剂肿势反甚，三剂后肿渐消减，五剂尽颜面、眼睑肿减，头转清朗，体重减轻近 4 斤，但期间小便并未明显增多。上方仙茅增为 10g，继服五剂。

三诊：6 月 14 日。服上方一剂，肿势显减，三剂后咽干唇燥，五剂尽，咽干唇燥缓解，当下浮肿几无，仅略有肿胀感，睡意浓厚无，大便量少。舌淡略暗，苔薄白，中后罩黄；脉左滑缓有神，右细有弦意。上方炒白术改为生白术 30g，仙芎减为 5g，五剂，继以金匮肾气丸巩固。

按：嗜睡，四末冷，身肿，舌淡暗，苔白厚腻，少阴阳虚寒湿也；口甘，经行吐泻，太阴阳虚湿停也，总为脾肾阳虚，寒湿内停之证，故以二仙汤温肾，合实脾散温脾。二诊、三诊再步前法，后以金匮肾气丸温肾化气，巩固疗效。

又按：笔者经验阳虚重者，初服温阳药，可能原有症状反而加重，继续服用即明显消失，盖阳气本虚，初步得药石之助，欲逐邪外出而不得，正邪交争剧烈，从而导致症状加重。本案初服一诊方，肿势反甚，继服肿减。

又按：初服二诊方患者咽干唇燥，盖寒湿乍去，津液一时难以上潮故也。俟气化复常，津液四布，咽干唇燥即消失矣。

又按：二诊患者述体重减轻数斤，但小便并未明显增多，多余之水何处而去？盖阳气得振，气化复常，邪水转而变成"正水"，经参与体内正常津液代谢消耗殆尽，是以小便未增多，而水肿减，体重明显减轻。

（十六）肌痹病案

肌痹案 1

曲某，男，65 岁，哈尔滨市人。

初诊：2013 年 5 月 30 日。三月前涉冷水后一直双下肢筋肉拘挛疼痛，自觉鼻中时发热气或两颞有气上冲，近一年消瘦五六斤。舌暗，前部少苔而红，有皱缩感，中后部苔灰白腻；脉左关起伏而虚，右关虚滑小。曾经诊断：腔梗、大脑萎缩。

处方：酒芍 40g，炙甘草 15g，络石藤 20g，鸡血藤 30g，葛根 30g，桑寄生 25g，泽泻 30g，炒白术 20g，川芎 10g，茯苓 40g，桂枝 20g，川牛膝 25g，怀牛膝 25g，生山楂 25g。七剂。

二诊：6月6日。服后下肢有力，疼痛减轻，仍略有拘挛，时发眩晕。舌暗有皱缩感，苔灰白黄腻；脉左侧有神，右关虚小，显弱于左。检查：γ-GGT：218.8；FBG：10mmol/L；TG：2.4mmol/L；LDL：3.5mmol/L。彩超：非均匀性脂肪肝，左房增大。上方去络石藤、鸡血藤、川芎、茯苓、桂枝、生山楂，加党参25g，生牡蛎50g，鸡内金25g，七剂。

三诊：6月13日。服五剂矢气多，眩晕略减，足胫拘挛，下肢力增，筋肉仍痛。舌暗红，苔灰白腻；脉左关虚缓大，右关虚小，左显大于右。上方去党参、生牡蛎、鸡内金，加姜黄15g，海桐皮15g，络石藤30g，杏仁15g，生苡米40g，白蔻仁5g（后下），七剂。

四诊：6月20日。拘挛几无，力增，昨日行走10余里，无所苦，阴雨天筋肉仍有疼痛。舌粉红，苔浮黄腻；脉左寸虚缓，右关虚小。上方去白蔻仁，加竹茹30g，清半夏25g，七剂。

五诊：6月27日。视物模糊，自觉头脑发空，眩晕频频。舌暗见粉红，苔灰白腻；脉双关如开水翻滚，不数。血压：120～180/90mmHg。

处方：生石决明30g，决明子20g，木贼草15g，清半夏15g，生白术30g，天麻10g，茯苓40g，陈皮25g，泽泻30g，葛根30g，桑寄生25g。七剂。

六诊：7月4日。近日感受水寒之气，腓肠肌拘急而痛，连及大腿，头脑发空感大减，眩晕时轻时重。舌暗见粉红，苔白腻，根部黄厚腻，脉虚缓见数。

处方：酒芍30g，炙甘草15g，络石藤25g，穿山龙30g，牛蒡子20g，僵蚕15g，清半夏15g，杏仁15g，连翘20g，焦栀15g，竹茹25g，泽泻30g，生白术30g。七剂。

七诊：7月11日。腓肠肌拘急已无，眩晕头空时有。舌淡见粉红，苔白腻不甚厚，脉见有神。上方减络石藤、穿山龙，加川断25g，桑寄生25g，五剂，此后服丸药巩固。

丸方：酒芍60g，炙甘草30g，牛蒡子40g，僵蚕30g，骨碎补50g，络石藤25g，鸡血藤40g，清半夏25g，杏仁25g，连翘30g，葛根40g，桑寄生30g，枸杞子50g，生山楂50g，泽泻40g，生白术40g。一料，做9克蜜丸，每次一丸，日三次服。

按：本案于三诊方见显效，主方为葛根、桑寄生、僵蚕、牛蒡子、川怀牛膝等活血通脉之品，加泽泻、白术、三仁辈化湿。

又按：湿性黏腻，佐以温化，当可取效更显。

肌痹案2

刘某，女，60岁，河北省临西县乔屯村人。

初诊：2015年2月2日。颈背痛，双肩疼，颌下憋胀，揉则嗳气，自觉欲割开皮肉，憋胀方减，口咸时多，声高易怒。舌暗，苔黄腻。

处方：柴胡15g，黄芩15g，当归20g，桂枝10g，姜黄15g，清半夏15g，竹茹20g，生白术30g，酒芍50g，炙甘草15g，牛蒡子20g，僵蚕15g，葛根30g，桑寄生25g，生姜3片。五剂。

二诊：2月10日。服后大便日行数次，但周身轻减，口咸无，嗳气时多。上方去生姜，当归减为15g，生白术减为20g，加丁香6g，蜈蚣两条。

按：本案初诊因其易怒，以逍遥散为框架，再合入葛根、桑寄生、芍药、甘草、牛蒡、僵蚕之味，又舌苔黄腻，加半夏、竹茹化痰湿。可知，所得治痹主方不变，而又必审证相宜而变矣。二诊加蜈蚣为姜德友先生经验，此为取类比象，脊柱之形，与蜈蚣甚似，用之以直入脊柱之部，通络止痛。

肌痹案3

郝某，女，40岁，河北省临西县乔屯村人。

初诊：2015年2月16日。双下肢肌肉酸胀，时拘挛，蹲而难起，每初起则双下肢僵硬，得暖则舒，即暑伏之时，诸症亦不解，口涎时多，乏力气短，胸前冷凉。舌暗见紫，苔黄白腻；脉左寸关见滑，右寸关虚软。

处方：苍术15g，黄柏15g，川牛膝20g，生苡米50g，炮附子5g，生黄芪25g，当归15g，薤白15g，桂枝10g，酒芍50g，炙甘草15g，牛蒡子20g，僵蚕15g。六剂。

二诊：2月23日。服后大便频频，现乏力气短、胸前冷凉改善，但时觉周身舒适，时觉下肢、胃肠堵闷难解，大便不爽。舌暗见紫，苔大部转为白腻，局部罩黄，脉同上。

处方：苍术15g，黄柏10g，川牛膝25g，生苡米50g，炮附子6g，生黄芪25g，桂枝6g，杏仁15g，连翘15g，汉防己20g，焦栀15g，滑石30g（包），姜黄15g，海桐皮15g。七剂。此后以金匮肾气丸、二妙丸巩固。

按：据舌知湿热盛，结合诸症，断为湿热阻痹，阳气不能外达之证，故以四妙丸合趁痛散加味治疗。服后大便增多，为湿邪外达也，乏力气短、胸前冷凉改善可证湿热渐减。而患者时舒适时堵闷，为湿热未除，阳气欲达未达也，故二诊改以宣痹汤合四妙丸加大除湿宣痹之力。此后以金匮肾气丸、二妙丸温阳化湿清热，以杜病根。

肌痹案4

蒋某，女，52岁，河北省临西县尖冢镇人。

初诊：2014年1月28日。右股阴肿胀疼痛一年余，曾于河北省曲周县某医处就诊抽出积液量甚少，并注射玻璃酸钠等药物，效果不理想。其所奇者，自行揉按痛处则嗳气，可缓解数日，此后重又如故。倦怠乏力，大便二三日一行（此诊为追忆，舌脉已忘却）。

处方：酒芍50g，炙甘草15g，苍术15g，怀牛膝25g，川牛膝25g，汉防己15g，葛根30g，桑寄生25g，干姜10g，茯苓40g，生白术25g，威灵仙10g。五剂。

二诊：2月5日。右股阴肿胀疼痛稍减，上楼已觉下肢轻快，大便转畅，日一行，揉按痛处仍有嗳气。舌淡暗，苔白腻不厚；脉左寸关滑缓有弦意，右关虚缓有洪意。

处方：酒芍50g，炙甘草15g，怀牛膝25g，川牛膝25g，葛根30g，桑寄生25g，生白术25g，威灵仙10g，僵蚕15g，蝉蜕15g，生黄芪20g，当归15g。五剂。

三诊：2月10日。右股阴肿胀疼痛显减，自诉服药以来，降压药停用，血压一直稳定。唯晨起后背沉重，午后缓解，足底冷，揉按痛处仍有嗳气。舌见红润，苔显减；脉双寸关虚洪，右大于左。上方加桂枝20g，桑枝40g，七剂。

此后以丸药巩固：补中益气丸早饭后服，麦味地黄丸午饭后服，左归丸晚饭前服。

按：本案承曲案主方之义，一诊即效，合入芍药甘草汤方义，解痉止痛。"邪之所凑，其气必虚"，长年劳碌，本身正气亏虚，风寒湿邪乘虚内侵，影响气血运行，痹症由是而成，故二诊合入当归补血汤方义，扶助正气。据患者揉按痛处则嗳气而缓，疑为气滞之状，故又合升降散方义调节气机升降，且方中虫类药功可入络搜剔，促进气血运行，虽三诊患者揉按痛处则嗳气未除，然右股阴肿胀疼痛显减，结合舌转红润，可知气血运行见畅。三诊再步前法，加桂枝、桑枝通行一身上下之血脉。丸药巩固思路：患者晨起后背沉重，午后缓解，此为阳气升发不利，故以补中益气丸补气升阳；脉双寸关虚洪，故以麦味地黄丸敛降肺气，有降方有升，助阳气之升发；足底冷，故以温润之左归丸补肾强筋骨。

又按：《孟景春选评疑难病案》载詹建治碰期门穴则恶心呕吐怪症，认为触动期门，引动肝气，造成肝气横逆犯胃，故见恶心呕吐，投平肝和胃降逆之旋覆花汤有效，此思路可作本案治疗揉按痛处则嗳气症之参考。

肌痹案5

刘某，女，43岁，黑龙江肇州市人。

初诊：2014年1月11日。后背两肩胛间肌肉绵绵作痛，面色灰黄，倦怠纳差，烦劳则胸胁痛，服消炎药即缓。舌暗红，中央泛紫，右后部苔黄腻，脉双寸虚软。

处方：牛蒡子20g，僵蚕15g，炒白芍50g，炙甘草15g，柴胡15g，桂枝15g，姜黄15g，桑枝40g，党参25g，郁金20g。七剂。

二诊：1月17日。电告：服药四剂，后背痛已减，力增，寐转佳。嘱暂以补中益气丸早饭后服，归脾丸午饭后服，血府逐瘀汤睡前服。

按：此肌痹也。余初亦无定见，试以牛蒡、僵蚕化痰湿通脉，芍药、甘草解痉止痛，桂枝、姜黄引药入肩胛，桂枝、桑枝并用通行一身上下之气，柴胡推陈致新，孰料甚效，知上述药味虽无深意，确有效验也。

（十七）骨痹病案

骨痹案

韩某，女，28岁，哈尔滨市人。

初诊：2013年12月24日。晨起手指挛痛而胀，有关节弹响声，日益加重，X线、风湿系列反复检查多年无恙。双膝冷痛，贴热贴或戴护膝可缓，艰寐，小腹时痛，大便四五日一行，口渴引饮，周身酸楚，倦怠懒动。自幼经前腹痛、心悸、气短、冷汗，近三四月月经量少，经期由四五日减为二三日。舌红，苔浮白黄腻；脉左沉滑，重按不绝，右不甚有形。甲状腺功能：TSH低于正常0.004IU。

处方：生石膏40g，知母15g，炙甘草15g，生山药30g，莲子20g，麦冬20g，西洋参10g，桂枝20g，酒大黄5g。五剂。

二诊：12月28日。大便三四日一行，矢气显增，气秽，手指挛痛、膝痛不减，周身酸楚。舌红，苔黄腻；脉左寸关虚弦滑，右不甚有形。

处方：当归15g，赤芍20g，茯苓30g，泽泻20g，生白术30g，党参25g，络石藤30g，酒大黄10g（后下），忍冬藤30g，生地20g，麦冬20g，姜黄15g，海桐皮15g。十剂。

三诊：2014年1月7日。周身酸楚见减，大便三四日一行，矢气减少，反不如初诊治疗之时，手指痛、膝痛仍不减，鼻干口渴，涕中带血。现经期临届，腹坠腰痛。舌红，苔黄厚腻；脉左关尺弦滑，右不甚有形。

处方：当归15g，麦冬20g，五味子15g，生白术30g，苍术15g，泽泻30g，神曲30g，黄柏15g，葛根30g，炒白芍50g，酒大黄10g。六剂。

四诊：1月13日。月经于1月8日来潮，经量仍少，经前腹痛一日（原来二日）。膝痛未作，手指痛减，仍屈伸不利，关节得热则舒，鼻干口渴亦减，便秘如前，后背痛，小腹痛时作，热敷即缓。自觉居处环境潮湿，实则他人查之甚为干燥。舌暗红，苔厚腻，双脉虚缓短。

处方：熟地25g，鹿角胶10g（烊），炮姜5g，桂枝10g，麻黄5g，杏仁15g，生苡米40g，炙甘草10g，酒芍30g，苏子15g，葶苈子20g，冬瓜子25g，皂角3g。五剂。

1月19日电告：现关节已不痛，手指仍屈伸不利，大便一二日一行。因余回河北老家，暂时停药。

按：首诊以阳明热盛，兼有寒邪辨治，以白虎加桂枝汤为骨架，仿广州近代名医潘兰坪白虎汤变法用之不效。二诊着重从血分论治，以活血养阴清热药为主亦不效。三诊舌脉互参，舌见湿热之象，左脉提示血分有热，右脉提示气虚，姑且以清暑益气汤治之，加酒大黄通利血脉，兼能通腑清热，用之显效。经后用补，且患者恶湿之表现甚明，湿气得温自化，故四诊以阳和汤补益精血，兼能温通经脉，湿邪自除；又仿赵绍琴先生五子涤痰汤方，合苏子、葶苈、皂角，以助祛湿之力，疗效更显。

（十八）麻木病案

颜面麻木案

吉某，男，41岁，南方人，于哈尔滨市工作。

初诊：2015年8月13日。昨日晨起视物模糊，今日突发左半颜面麻木，时发心悸动，便溏。舌紫，苔白黄腻，双尺沉虚缓涩。平素饮酒多。血压：130/90mmHg。

处方：生黄芪25g，赤芍15g，川芎10g，当归15g，地龙10g，乌药15g，白芷5g，生麻黄5g，生石决明30g，钩藤20g（后下），泽泻25g，生白术20g。七剂。嘱务必就诊神经内科详细检查。

二诊：8月20日。左半颜面麻木、视物模糊皆大减，故未去检查。舌紫暗，有齿痕，苔白黄腻，双尺虚缓。上方加葛根25g，七剂。

三诊：8 月 27 日。仅余左迎香穴下指甲盖大小区域仍有麻木，舌麻，质紫暗，苔白腻略黄，脉同前。

处方：生黄芪 25g，赤芍 15g，川芎 10g，白芷 5g，白附子 2.5g，肉桂 10g（后下），泽泻 25g，生白术 20g，桃仁 10g，红花 10g，石菖蒲 10g，蜜远志 5g，僵蚕 15g，全蝎 5g（冲）。十剂。

按： 从初诊见症恐为中风前兆，但患者未做检查，无确诊结果。因患者面部麻木，以常用效方乌药顺气汤主之；又恐其为中风前兆，结合舌紫，故合入补阳还五汤，加石决明、钩藤平肝明目。二诊大效，继用上法。三诊左半颜面仍有余恙，故以补阳还五汤合牵正散，因见舌麻，舌为心之苗，故合泽泻、白术、桃仁、红花、石菖蒲、远志之属消痰湿，化瘀血，开心窍；又因患者自初诊以来，始终双尺虚，故加肉桂温肾。此后患者未至，当愈矣。

又按： 乌药顺气汤原方用治"中气"，症见厥逆、口噤、身冷、脉伏等，病机为风邪卒中，古云"气顺则风散"，故温散之品较多，如乌药、白芷、陈皮、枳实、桔梗，又加麻黄一味，振奋阳气之力更强，且有僵蚕化痰通络，川芎活血祛风，气血并调。余迁移用本方治麻木，疗效尚佳。

右半侧头麻案

高某，女，53 岁，黑龙江省哈尔滨市人。

初诊：2015 年 6 月 18 日。右半侧头麻一年余，恶寒热，左腰痛。舌暗有瘀斑，苔白黄不厚；脉左关虚弦见缓，右关尺虚缓见弦。

处方：乌药 15g，川芎 10g，白芷 10g，陈皮 15g，枳实 10g，桔梗 10g，生麻黄 10g，炙甘草 10g，柴胡 15g，当归 15g，酒芍 30g，仙灵脾 25g，续断 20g，地龙 10g。七剂。

二诊：2016年1月10日。自诉服上方后，头麻十减七八，腰痛无。现因咽喉异物感来诊，时发目干、脱发，观其面有忧郁之色。舌淡暗见紫，苔薄白；脉左关虚弦，右寸虚滑。上方去生麻黄、炙甘草、续断，加清半夏15g，紫苏20g，厚朴10g，生姜3片，七剂。

后随他人来诊，言头麻几无，嘱务必连续服用一段时间，以防复发，后患者未至。

按：因患者头麻，故初诊方以常用效方乌药顺气汤加减。患者舌暗，有瘀斑，加地龙通络，有助消除麻木；据左脉为血虚肝郁，故加柴胡、当归、白芍柔肝疏肝；据右脉为肾阳虚，加之患者腰痛，加仙灵脾、续断温肾强骨。服后大效，历半年后因咽喉异物感来诊，仍从上方，因原有之头麻大减，腰痛已无，故减振奋阳气之麻黄、温肾之续断；因肝脉弱，仍用仙灵脾，意在温肾有助于肝气之升也；咽喉异物感，痰气郁结也，观其面色忧郁亦资证明，故合入半夏厚朴汤，减甘草之缓，以防掣肘。

四肢麻木案

李某，女，65岁，黑龙江省泰来县人。

初诊：2015年11月8日。患者此前以糖尿病于余处调整年余，因效果尚佳，对余颇为信任。近来四肢由原来遇凉则麻，发展至静息情况下亦麻，胃中嘈杂，下肢抽筋。舌紫，苔白黄而薄；脉左关尺略弦，右尺虚洪，有结代之象。

处方：生黄芪25g，桂枝15g，酒芍60g，炙甘草15g，柴胡15g，当归15g，巴戟天25g，仙灵脾25g，黄芩15g，鸡血藤40g，川芎10g，赤芍15g，地龙10g，干姜10g。十四剂。

二诊：11月22日。麻木消失，嘈杂、抽筋皆减，睡眠不佳（舌脉忘却）。

处方：酒芍 50g，炙甘草 15g，鸡血藤 40g，钩藤 20g（后下），党参 25g，清半夏 15g，干姜 10g，黄连 10g，生龙骨 25g，生牡蛎 30g，神曲 30g（包）。七剂。嘱服完后继续服用治疗糖尿病水丸即可，不必再诊。

按： 因患者初遇凉则麻起病，逐步加重，故以黄芪桂枝五物汤益气通阳，和营宣痹为基础方，合入补阳还五汤益气活血以助其力，再化入半夏泻心汤治其嘈杂，芍药甘草汤治其抽筋，疗效尚佳。二诊再步前法，而小其制，因其麻差，加龙、牡安神。

又按： 黄芪桂枝五物汤证病机为阳气亏虚，推动无力，血行不畅，外邪乘虚内侵，简言之为阳虚和血瘀两端。姜德友先生善用此方，加减法有二：其一，以本方加巴戟天、仙灵脾等温肾之味，治疗本方证肾阳虚偏重者；其二，以本方合活络效灵丹，治疗本方证血瘀偏重者。上述加减法分扣本方证病机一端，用之得当，取效甚速，学者识之，本案初诊方即是仿用上述温肾加减法。

（十九）颤证病案

颤证案

赵某，男，62 岁，黑龙江省哈尔滨市双城区人。

初诊：2015 年 6 月 18 日。因哮喘十年来诊，现阶段哮喘症状不显，自述寐中常因周身突然抽动而醒，手颤，便干。舌暗红，苔黄厚腻；脉左关虚弦，右关尺虚弦缓。

处方：柴胡 15g，酒芍 60g，炙甘草 10g，当归 15g，丹皮 15g，焦栀 15g，生薏米 50g，木瓜 25g，穿山龙 30g，地龙 10g，枸杞子 30g，黑豆 30g，肉桂 5g（后下）。七剂。

二诊：6 月 25 日。他人来代述：手颤、抽动皆大减。上方去焦栀，加桂枝10g，茯苓30g，桃仁10g，七剂。

按： 据脉，此血虚肝郁，肾阳不足也。筋脉须气血温煦濡润，方得柔顺如常，患者血虚筋脉失于濡润，肾阳不足，筋脉失于温煦，故常发颤抖、抽动；结合舌象，又有湿热，湿热浸淫，筋脉亦可失其柔顺，而发颤抖、抽动。是以方用加味逍遥散合芍药甘草汤加木瓜酸甘化阴，柔肝解痉；枸杞、黑豆滋水涵木，少加肉桂以使阴得阳助，泉源不竭；生薏米化湿舒筋。二诊大效，故继步前法，去清热之焦栀，合入桂枝茯苓丸化瘀。

二、外科病症

痤疮案

李某，女，24 岁，哈尔滨市人，护士。

初诊：2013 年 10 月 29 日。双颊、颏部痤疮刺痛而痒，经行加重，经服中药后已无脓疱，夜间饮水则颜面肿，亦有足胫肿，溲黄，大便干，易怒。舌淡紫，苔灰白如浮沫；脉左虚缓，不甚有形；右滑大有弦。月经每 28 至 38 日一转，经行 5 日，末次月经 10 月 21 日。

处方：生地 30g，当归 15g，赤芍 20g，紫草 10g，白茅根 40g，侧柏叶 20g，防风 10g，荆芥穗 10g。五剂。

二诊：11 月 10 日。刺痒无，大便畅，仍颜面、足胫肿胀，溲黄。舌淡紫，苔灰白不厚乏津；脉左虚滑细缓，右滑大搏指，与左迥异。上方减防风，加丹参 25g，坤草 20g，泽兰 20g。七剂。

三诊：12 月 1 日。停药二周，11 月 21 日经转，现颊部已不生痤疮，颏部痤疮色紫，仍肿，心中悸动，手足冷，大便二日一行。舌淡紫，苔灰白不厚；脉左虚缓而细，右虚大见弦。

处方：茯苓 40g，生白术 30g，木瓜 30g，炙甘草 15g，槟榔 15g，草果 5g，干姜 10g，仙灵脾 25g，仙茅 5g，桂枝 20g，坤草 20g，泽兰 20g。七剂。

四诊：12 月 10 日。服后纳食见香，手足见温，心悸无，肿胀亦无，痤疮见小，便畅、一二日一行。舌暗红，苔白乏津；脉左沉虚缓，右寸虚滑如正常女生脉。上方去桂枝，加鹿角片 20g，槟榔减为 10g。七剂。

五诊：12 月 22 日。服后食欲显增，痤疮泛发后转又减轻，夜间下肢肿胀无，大便正常，溲黄，足冷如扇。舌偏暗，苔白乏津；脉左虚缓，右虚弦。

处方：龟板胶 10g（烊），鹿角胶 10g（烊），党参 25g，枸杞子 30g，茯苓 40g，生白术 30g，桂枝 15g，通草 15g，白茅根 30g，花粉 10g，浙贝 15g，干姜 10g。七剂。

按：初诊左脉提示血分不足，右脉提示郁热不解，结合舌有瘀象，故须以养血凉血，化瘀清热为大法。痤疮瘙痒，夹风也，加荆、防以祛风。二诊瘙痒消失，故减祛风之力，参入化瘀利水治其肿。三诊肿胀不消，故转以实脾饮合二仙汤脾肾双补，温阳化瘀利水。四诊阳气得补，症状显减，加鹿角片温阳活血散结以治痤疮。五诊脾胃健运，故敢于以龟鹿二仙胶大补精血而不惧滋腻；合以苓桂术甘汤动静结合，共成温补之法；再合通草、白茅根、花粉、浙贝清热凉血，解毒散结，如此则温阳补虚和清热解毒凉血寒温并用，相反相成。

瘾疹案

张某，女，46 岁，哈尔滨市人，哈尔滨香坊火车站工作人员。

初诊：2014 年 10 月 9 日。慢性荨麻疹 5 年，原以依巴斯汀维持，现已不效，皮疹色红刺痒，颜面多发，口苦口干，口有异味，心烦易怒，腹胀，胃脘烧灼感。食后头晕手颤多发，类似低血糖症状；头晕、口角麻木时多，每发于上午。舌紫，尖边红点密布，苔白黄乏津；脉左偏浮，右尺偏洪。空腹血糖：6.9～7.2mmol/L，过敏原 48 种。

处方：柴胡 15g，黄芩 15g，炙甘草 10g，清半夏 15g，枳实 15g，炒白芍 30g，酒大黄 10g，茯苓 30g，桂枝 15g，桃仁 10g，丹皮 20g，鸡血藤 30g。七剂。

二诊：10 月 16 日。服之皮疹即消，但之后复作，每三日必服依巴斯汀缓解，腹胀、口角麻木显减，胃脘烧灼、口干口苦亦减，食后头晕手颤未发，更可喜者血糖近日降至 5.68mmol/L。自诉手足疲软，尿频（有肾下垂）。舌紫暗，后部苔黄厚腻乏津；脉虚缓，尺部略浮。10 月 12 日经净。上方加炮附子 10g，生麻黄 10g，荆芥 10g，防风 10g，七剂。

三诊：10 月 23 日。原来皮疹发作不分昼夜，现昼日已缓，夜间仍甚，但疹块已小，原来颜面部扁平疣亦减，余症皆显减。

处方：柴胡 15g，黄芩 15g，枳实 15g，炒白芍 30g，酒大黄 10g，桂枝 10g，桃仁 10g，丹皮 20g，生麻黄 10g，杏仁 15g，生苡米 40g，荆芥 10g，防风 10g 浮萍 15g，生牡蛎 30g，元参 15g，浙贝 15g。七剂。

四诊：10 月 28 日。服后瘙痒全无，颜面仅偶发小红疹，扁平疣大减。唯周身乏力，口干口苦，烘汗，但颈项汗出，易怒，原来喜食肉类，近日严禁肉类，转又纳差。舌紫，中后部苔黄腻；脉左关尺偏浮，右尺偏浮不柔。上方去荆芥、防风、元参、浙贝、牡蛎，加山萸肉 25g，玉竹 40g，生龙骨 25g，生牡蛎 30g，六剂。

按：口苦口干，心烦易怒，少阳病也，加之腹胀，是大柴胡汤证无疑；舌紫有红点，体质偏壮实，故合桂枝茯苓丸。二诊腹胀显减，血糖亦降至正常水平，大柴胡汤可治疗"三高"、代谢综合征，洵不诬也。唯红疹仍作，尺脉略浮，故合以麻黄附子甘草汤温阳解表，未用麻黄细辛附子汤者，亦缓其力也。三诊再步前法，合入麻杏苡甘汤、消瘰丸解表散风散结，终获大效。四诊据脉知其肝肾不足，故加山萸肉、龙骨、牡蛎滋肝肾，潜浮阳，玉竹益气滋阴，入脾胃，可代人参，今用之治其乏力。

疑似瘾疹案

邱某，女，27 岁，哈尔滨市人，地铁工作人员。

初诊：2014 年 9 月 4 日。周身瘙痒月余，昼日不甚，夜间即发，以上肢伸侧、胸背为主，搔之起条索状扁平丘疹，手足不温而麻木，足冷，心悸，易怒。舌暗见紫，苔浮黄如沫；脉不甚有形，偏快。月经每 30 日一转，末次月经：8 月末。服大枣即"上火"，平素皮下瘀青时多（血小板：172，处于正常范围）。

处方：柴胡 15g，黄芩 15g，清半夏 15g，党参 25g，炙甘草 10g，生龙骨 25g，生牡蛎 30g，桂枝 20g，茯苓 30g，丹皮 15g，桃仁 10g，鸡血藤 30g，白鲜皮 30g。七剂。

二诊：9 月 11 日。9 月 9 日电告：初服上方两剂，条索状扁平丘疹未发，昨日经行，嘱继续服用。刻下心悸见缓，仍瘙痒起疹，搔之即生皮下血点，按之不褪色，昼缓夜甚，口唇时见紫，口干欲饮，饮不解渴，食之易饱。舌暗红，苔白不厚，脉关尺滑数。

处方：茯苓 15g，泽泻 25g，炒白术 15g，猪苓 15g，桂枝 10g，丹皮 15g，当归 15g，炒白芍 30g，生地 20g，制首乌 20g，白鲜皮 30g，地肤子 20g。七剂。

三诊：9 月 17 日。自本次经净以来，瘙痒未作，搔之仍起疹。舌暗红泛紫气，苔白不厚，双关尺虚弦。

处方：茯苓 15g，泽泻 25g，炒白术 15g，猪苓 15g，桂枝 10g，丹皮 15g，当归 15g，炒白芍 30g，生地 30g，制首乌 20g，丹参 20g，川芎 5g，白鲜皮 30g，地肤子 20g。七剂，隔日一剂。

四诊：9月28日。服后纳食转香，近段时间原有之手足麻、心悸皆减。唯搔之仍起疹，略痒，详询知患者原来无恙，近日方有类似人工荨麻疹表现。当下月经欲至，烦躁明显。舌暗红见紫，苔双白不厚，脉双寸滑大。

处方：茯苓15g，泽泻25g，炒白术15g，猪苓15g，桂枝10g，丹皮15g，生地30g，当归15g，炒白芍30g，制首乌20g，茜草15g，白鲜皮30g，地肤子20g，皂刺5g。五剂，隔日一剂。

五诊：10月9日。瘙痒明显，部位不定，原搔之起疹，现自行起疹，以后腰、前胸、双股、双臂为主，手足凉，艰寐，大便二三日一行，原有之心悸、手足麻皆无。经前困倦，起疹尤甚，当下经水将尽。舌见紫，苔白不厚；脉左滑缓，右偏无力。

处方：荆芥10g，防风10g，浮萍15g，杏仁15g，生苡米30g，炙甘草10g，桂枝15g，酒芍15g，通草15g，细辛5g，当归20g。七剂，每日一剂。

六诊：10月16日。瘙痒减轻，仍起疹，以颈项下、右肘伸侧、后腰为甚，月经已净，艰寐。舌略见红润，仍泛紫气，苔薄白，脉双寸关虚弦滑。

处方：生麻黄10g，炮附子15g，细辛5g，杏仁15g，生苡米50g，生姜皮30g，白鲜皮30g，陈皮20g，浮萍15g，丹参20g，丹皮15g，荆芥10g，防风10g。七剂。

七诊：10月23日。在家休息二日，瘙痒未发。近二日上班，瘙痒又发，如蚂蚁叮咬感，当下月经欲下。舌红见紫，苔灰白；脉双尺虚滑缓。

处方：柴胡15g，黄芩15g，桂枝20g，炙甘草15g，清半夏15g，枳实10g，酒芍30g，茯苓30g，桃仁10g，丹皮15g，生姜皮30g，浮萍15g。七剂。

按： 初诊知患者平素易怒，舌暗见紫，皮下瘀青，以少阳病夹瘀论治，故以小柴胡汤合桂枝茯苓丸治之，加龙牡治其心悸，鸡血藤舒筋活络治其手麻。二诊仍瘙痒起疹，主症不减，知上方不恰，详细问诊知患者口干欲饮，饮不解渴，此五苓散证辨证眼目也，又皮下瘀青，舌暗唇紫，本当活血，因值经行，故合以四物汤和血，加白鲜皮、地肤子化饮止痒。三诊瘙痒消失，知上方合度，效不更方，继服以冀疹尽消。总之，此患为水饮、瘀血互结之证，是以初诊虽活血，水饮不除，亦必殃及血行，徒以活血无功。二诊以五苓散、四物汤化饮和血取效，唯三诊瘙痒虽消，搔之仍起疹，故继用上法，隔日一剂，以期水饮、瘀血互结体质之改变。四诊搔之仍起疹，纠正体质非可速效也，问诊知患者类似人工荨麻疹表现时日不长，体质有望得以最终纠正，又月经欲至，故仍从上法出入，化饮和血，加皂刺散结。五诊病情有变，瘙痒转甚，自发起疹，风湿久羁肌表也，遂以麻杏苡甘汤治之，唯其素有心悸，未用麻黄；因手足冷，合用当归四逆汤。六诊痒减，仿赵炳南麻黄方之义，未用干姜皮，改以生姜皮发越水气；考虑其地铁工作环境多阴冷，遂合入麻黄附子细辛汤温阳散寒，如此生姜皮合附子，亦不失赵氏用干姜皮之义。七诊正值经前，又结合患者素体偏于壮实，舌紫红，故改以大柴胡汤合桂枝茯苓丸加减。

白疕案

李某，男，22岁，贵州人，本校学生。

初诊：2015年5月28日。银屑病多年，其母亦有，归贵州则缓解，来哈尔滨则加重，现头顶、右内眦、耳道均有银白鳞屑，自幼手足心汗出，思虑较多。舌淡暗，苔白润，尖部细小星点密布；脉双关尺虚缓，右侧略弦。

处方：炮附子10g，党参20g，茯苓30g，炒白术15g，酒芍 30g，细辛 5g，酒大黄 10g，焦栀 15g，淡豆豉 15g。七剂。

二诊：6 月 4 日。服后自觉畏寒稍显，局部仍瘙痒，右耳道、耳后尤甚。舌淡暗，尖边红星点密布，苔白黄而润；双关尺虚缓，不甚有形。

处方：柴胡 15g，丹皮 15g，焦栀 15g，淡豆豉 15g，炒白芍 30g，当归 15g，炮附子 15g，炒白术 20g，党参 25g，茯苓 30g，全蝎 1g（冲）。七剂。

三诊：6 月 11 日。畏寒、局部瘙痒均大减，原来局部皮肤搔抓成片，现已接近正常皮肤，易于出汗。自述服药期间臂伸侧肌肉跳动，左重于右，舌脉同上。上方加桂枝 15g，炙甘草 10g，七剂。

后患者来告已大愈，不欲再服。余建议继服数周，患者未从，之后复重，又改他医，甚是遗憾。

按：据脉知为肾阳虚，结合患者皮损在贵州、哈尔滨两地轻重变化不同可证，故以附子汤合大黄附子汤温阳散寒，疏利血脉；舌尖星点密布，郁热也，故合栀子豉汤。二诊阳虚、郁热均较前明显，故以附子汤合加味逍遥散加减；瘙痒不减，故加全蝎冲服以熄风止痒。三诊大效，知患者确为阳虚郁热之证，故再步前法，因患者多汗，汗为心之液，故合入桂枝甘草汤益心阳。二诊方服药期间肌肉跳动，盖是阳气来复，正邪交争之兆也；汗出，而非平素之手足心汗出，盖阴阳和合而汗出也，未必是病象，因患者素体阳虚，故仍加益气温阳之药。病情本已步入坦途，患者执意停药，之后复发，此扁鹊所谓"骄恣不论于理"者也，必屡治难愈，哀乎！

疑似白疕案

赵某，男，14 岁，哈尔滨市人。

初诊：2012 年 9 月 23 日。游泳后于头两颞发现多个指甲盖大小皮损，皮损处毛发稀疏，上覆白色鳞屑，某院拟诊为银屑病，舌质红，红点散布。

处方：藁本 10g，白芷 10g，艾叶 10g，藿香 10g，荆芥 10g，防风 10g，川芎 10g，甘松 10g，地肤子 10g，白鲜皮 15g，紫草 10g，板蓝根 10g，马齿苋 15g。四剂，煎液频频外涂。

11 月初，其母来告，仅用上方两剂，皮损全部消失，并生出稠密黑发，剩余两剂未用。

按：患者皮损突然发生，局部毛发稀疏，舌红，红点散布，考虑为内有血热，游泳后腠理开泄，外受风邪所致，故处凉血散风之剂，速愈。

脓疱疮案

李某，女，54 岁，黑龙江省伊春市人。

初诊：2015 年 7 月 2 日。劳累后手足泛发脓疱，灼热疼痛，入夜尤甚，略有瘙痒，破裂流滋，来诊时双腕均结红绳，据言"预防起红线"，双掌面剥脱、皲裂、结痂黄白、流滋，手指疼痛肿胀，难以伸直，痛甚则冷甚，畏寒，无汗，腰腹冷凉，口干口苦，略有尿热。舌紫暗，苔黄厚腻，脉双尺虚见洪。

处方：炮附子 10g，酒芍 50g，茯苓 30g，泽泻 30g，生白术 20g，生甘草 15g，生麻黄 10g，杏仁 15g，生薏米 50g，党参 25g，当归 20g，丹参 25g，制乳香 5g，制没药 5g。七剂。

二诊：7 月 9 日。局部灼热疼痛十减三四，因时用盐水冲洗，双手结痂大量脱落，腰腹冷凉已减，仍口干口苦。舌暗红，苔黄厚腻；脉双尺虚缓，洪象已不显。

处方：柴胡 15g，酒芍 30g，当归 20g，丹参 25g，制乳香 5g，制没药 5g，生薏米 50g，炮附子 10g，败酱草 30g，丹皮

15g，生麻黄 10g，生石膏 30g，泽泻 30g，生白术 20g，金银花 10g（后下）。七剂。

三诊：7 月 16 日。局部灼热大减，疼痛已去其半，时发时止，手掌仍时发小脓疱，破溃后即肿，腰腹冷凉继减，仍口干口苦。舌同上，脉左尺虚洪，右关尺虚缓略洪。

处方一：生薏米 50g，炮附子 10g，败酱草 30g，当归 20g，丹参 25g，制乳香 5g，制没药 5g，生麻黄 10g，生石膏 30g，杏仁 15g，生甘草 10g，清半夏 15g，陈皮 25g，茯苓 40g，枳实 15g，竹茹 20g。七剂，服后继服处方二。

处方二：生薏米 50g，炮附子 10g，败酱草 30g，当归 20g，丹参 25g，制乳香 5g，制没药 5g，生麻黄 10g，生甘草 10g，清半夏 15g，竹茹 20g，泽泻 30g，生白术 20g，党参 20g。七剂。

四诊：7 月 30 日。局部疼痛已经不明显，略有灼热，夜间痒甚，双掌面已经大见干爽，手指活动灵活，略有腰腹冷凉，无汗，口苦。舌暗红，苔白黄腻仍厚；脉左同上，右寸关虚洪缓。

处方一：生薏米 50g，炮附子 10g，败酱草 30g，当归 20g，丹参 25g，制乳香 5g，制没药 5g，生麻黄 10g，生石膏 30g，杏仁 15g，生甘草 10g，清半夏 15g，竹茹 20g，全蝎 2.5g。七剂。

处方二：党参 25g，炒白术 15g，干姜 10g，炙甘草 10g，生龙骨 25g（碎），生牡蛎 30g（碎），生麻黄 10g，杏仁 15g，生薏米 50g，炮附子 10g，败酱草 30g，当归 20g，丹参 25g，制乳香 2.5g，制没药 2.5g，茯苓 30g，泽泻 25g。七剂。

按：初诊据脉结合腰腹冷凉、畏寒、恶寒、舌苔黄厚腻，此寒湿郁闭，不得宣通，郁而化热之象，故主以附子汤合麻杏薏甘汤；舌紫暗，局部疼痛，故合活络效灵丹活血通络止痛。

二诊局部疼痛减轻，双尺脉见敛，知上方合度，仍步前法。因薏苡附子败酱散可治各种化脓性皮肤病所见脓疱、囊肿等，故亦合入。三诊虽局部灼痛继减，舌苔仍黄厚腻，故在前法基础上合入温胆汤，处方二较处方一基础上增补减攻。四诊大效，故步前法，以资巩固，其中处方一较三诊处方一减化湿清热之力，处方二较处方一进一步减轻化湿清热活血之力。

蛇盘疮后遗神经痛案

隋某，女，51 岁，哈尔滨市人。

初诊：2013 年 10 月 29 日。左胁带状疱疹两个月，现疱疹消退，左胁刺痛，窜及胸背，项脊痛。自觉恶热，眩晕，乏力，便干，已绝经一年。舌暗见紫，苔灰白腻；脉双侧虚缓，双手 2 线末端星形。

处方：柴胡 15g，黄芩 15g，清半夏 15g，枳实 15g，酒芍 30g，酒大黄 10g，瓜蒌 20g，红花 10g，炙甘草 15g，桂枝 20g。七剂。

二诊：11 月 12 日。便畅，仍心烦，双胁刺痛，颈痛，头面痛时发，颜面发胀红赤。舌暗，苔白黄已减，脉如上。

处方：柴胡 15g，当归 15g，酒芍 30g，全蝎 3g（后下），丹参 20g，制乳香 10g，制没药 10g，焦栀 15g，淡豆豉 15g。七剂。

三诊：11 月 26 日。左胁仍痛甚，然窜及右胁次数十减五六，面赤减，攒竹、两颞疼痛，左乳下二指痛处不移，喘气尤甚，醒后手指拘紧难伸，咳嗽、紧张、闻水则遗尿。舌紫暗，苔灰黄几满布；脉双寸虚洪，右寸尤大。

处方：当归 15g，丹参 20g，制乳香 10g，制没药 10g，全蝎 3g（后下），蝉蜕 15g，僵蚕 15g，炒白芍 50g，炙甘草 15g，山萸肉 20g，女贞子 25g，旱莲草 25g。七剂。

四诊：12 月 3 日。左胁痛减，由细针刺感转为较粗之针顶痛感，窜及右胁次数十余二三，周身疼痛亦减，近一周面赤仅发一次，眩晕无，便已畅，耳鸣减。舌紫暗，苔白黄腻；脉左虚小，右寸略有虚洪。上方加土鳖虫 5g（研冲），七剂。

五诊：12 月 17 日。耳鸣无，左胁痛减，但改善不如上周明显，时发痒感，晨起手指胀痛减，面赤仅发一次，仍闻水遗尿。近日因劳碌忧思，尿路感染急发，现以尿痛为主。舌暗见紫，苔如浮沫，双脉虚滑软。上方减女贞子、旱莲草，加旋覆花 30g（包），茜草 15g，降香 15g，土牛膝 20g，七剂。

六诊：12 月 24 日。左胁痛大减，仅每日窜及右胁一二次，现自觉左胁皮肉中嵌有相当于原来蛇串疮皮损大小之硬结。其间配服三黄片，现尿痛已无。舌暗红，苔黄乏津；脉虚缓。上方去土牛膝、山萸肉，加生白术 20g，七剂。

七诊：2014 年 1 月 7 日。左胁硬结感无，左胁痛窜及右胁仅一次，外阴干燥时痛，带下色黄，腹痛绵绵，后背肩胛间痒。舌暗红见紫，苔白呈浮沫状；脉左不甚有形，右寸见虚弦缓。此诊未做记录，方药大致如上。

按：带状疱疹后遗神经痛初诊以理气活血套方用之不效，二诊参入活络效灵丹及虫类药，其痛始减，三诊合以三甲散，疼痛显减，此后数诊一以贯之，终获佳效，足证虫类药能深入至深之地，专除入络交固之邪气。五诊参入旋覆花、茜草、降香专通肝络，此仿王旭高治肝之法，于减轻疼痛亦有助力。自三诊起，加用山萸肉、旱莲草、女贞子滋养肝肾之阴，治面赤有效。五诊所加之土牛膝为治淋要药，古已用之，当知。

面红案 1

刘某，女，47 岁，黑龙江省哈尔滨市人。

初诊：2015 年 3 月 12 日。颜面涨红，灼热痒痛，偶发脓头，曾就诊我校附属第一、第二院均无效，军工专家门诊某医治以氧化锌亦无效。现颜面红热痒痛依然，痒剧则以他克莫司缓解，腰痛时多，烘汗，咽干唇燥，自诉热象以上半身为主，月经尚正常。舌淡泛紫气，苔薄；脉双侧微。

处方：炮附子 5g，生白术 30g，党参 25g，茯苓 30g，生白芍 20g，灵磁石 30g（碎），生龙骨 25g（碎），生牡蛎 30g（碎），黄芩 15g，黄连 5g，焦栀 15g，淡豆豉 15g。七剂。

二诊：3 月 19 日。颜面红热痒痛减轻，咽干唇燥亦减，患者盛赞其效，唯颜面之疾发作则眉心、鼻翼两旁、颏部辄生皮下硬结。舌同上，脉左微，右脉见起。上方加肉桂 10g（后下），蒲公英 30g，炮附子增至 7.5g，七剂。

三诊：3 月 26 日。颜面红热痒痛复发如初诊之前，又增面肿，详询知其原来刺痒痛甚，外用他克莫司即可暂缓，近日妄听人言，外用药改为"黄皮肤"后加重。舌暗泛紫，苔白黄腻，脉双尺虚软。初诊方加白鲜皮 30g，七剂。嘱停用"黄皮肤"，症剧时仍用他克莫司。

四诊：4 月 2 日。颜面已平，面红烘热见减，仍有红疹新发，以瘙痒为主。舌淡暗，苔灰白润不厚，脉双尺虚软。

处方：炮附子 5g，肉桂 5g（后下），生白术 30g，党参 25g，茯苓 30g，生白芍 20g，灵磁石 30g（碎），生龙骨 25g（碎），生牡蛎 30g（碎），黄芩 15g，黄连 5g，焦栀 25g，淡豆豉 15g，皂刺 5g，白鲜皮 30g。七剂。

五诊：4 月 9 日。颜面烘热发作次数显减，面红亦减，局部渐趋于正常皮色，仍有红疹新发，以瘙痒为主，自诉食韭菜、香菜易于发作，舌脉同上。上方加酒大黄 5g，炮附子、皂刺均增为 7.5g。

六诊：4 月 16 日。自诉服至 4 月 12 日颜面红热痒痛均复发如初诊之时，舌暗苔白润，脉双尺虚软。

处方：炮附子 5g，肉桂 5g（后下），生白术 30g，党参 25g，茯苓 30g，生白芍 20g，灵磁石 30g（碎），生龙骨 25g（碎），生牡蛎 30g（碎），龟板 7.5g（碎），焦栀 25g，淡豆豉 15g。七剂。

此后未再来诊。

按： 据舌脉，结合患者上热下寒之表述，此证乃虚寒在下，格阳于上也，不可为其颜面红热痒痛所蒙蔽。故一诊以附子汤加潜镇之品，同时加芩、连、栀、豉，构成附子泻心汤结构，清上温下。为求稳妥，附子暂用小量。二诊见效，故再步前法，附子增量，加肉桂引火下行，蒲公英散结。后因患者妄改外用药物病又转甚，故三诊继用前法。四诊症减，再步前法，服后颜面烘热显减，似为重用焦栀之故也，此为一得。本已渐入坦途，孰料患者服至 4 月 12 日诸症俱发，且有疑虑踌躇之语，此后不再来诊，未能全功，甚是遗憾。

面红案 2

计某，女，25 岁，黑龙江省哈尔滨市人。

初诊：2015 年 7 月 16 日。面红一个月，瘙痒脱屑，静点维生素 C 略缓，头皮痒，平素多梦易醒，心悸易怒，手足心多汗。舌尖边红星点散布，苔白黄乏津，脉双尺虚缓。末次月经：7 月 11 日。

处方：丹皮 15g，焦栀 15g，柴胡 15g，酒芍 30g，当归 15g，川芎 5g，茯苓 30g，泽泻 25g，生白术 20g，酒大黄 7.5g，麦冬 20g。七剂。

二诊：7 月 23 日。面红大减，瘙痒消失，心悸减，仍多梦易醒，舌同上，脉双尺虚缓，有数意。上方减酒大黄、麦冬，加桂枝 20g，炙甘草 15g，生龙骨 25g（碎），生牡蛎 30g（碎），七剂。

此后未再来诊。

按：初诊据其舌象结合心悸易怒，多梦易醒，知其心肝郁热明显，脉双尺虚缓盖为月经甫净，气血尚弱之故，当先以加味逍遥散解郁清热为主；加泽泻、生白术、酒大黄前后分消，使郁热从二便而解。《金匮要略》云：面热为胃热上冲其面当加大黄，此处加味即参此旨。再加麦冬肃肺降火，清心安神。二诊大效，减清热之药，合入桂枝甘草龙骨牡蛎汤安神定志，治其多梦易醒。但据二诊舌脉而言，桂枝甘草龙骨牡蛎诸味偏于甘温，似不甚合，仍当以一诊方为主，其后患者未至，不知如何。

脱发案

白某，男，25岁，河北省石家庄市人，黑龙江大学学生。

初诊：2010年10月5日。因复习考研压力甚大，脱发一年余，久坐后下肢麻木，饮食睡眠无恙，大便日行一度，但不畅。舌尖红，有小点不甚红，苔白腻；脉左弦滑，右涩。

处方：柴胡20g，黄芩15g，清半夏15g，党参30g，茯苓100g，桂枝25g，大黄10g，陈皮50g，当归15g，赤芍25g，木瓜30g，生地25g，丹参30g，黑芝麻40g，桑椹40g，枳实15g，竹茹15g。一料，做9克蜜丸，每次一丸，日三次服。

二诊：12月5日。服丸药半月后，脱发即减，后断续服用，近日劳累转又加重，书外洗方配合。

处方：藁本15g，白芷15g，艾叶15g，藿香15g，荆芥15g，防风15g，川芎15g，甘松15g。五剂。代煎，分10袋，用时先用开水浸湿头发（开水用量要少），再将药液直接淋洗，之后再用药液与开水之混合液反复淋洗头发约10分钟，待头发药味自然散尽为止，不用清水冲洗。此期间连用药液淋洗10日，不用洗发露。

三诊：12 月 28 日。配合外洗一二日后，脱发即明显减少。舌质暗，尖部有小红点，苔白腻满布；脉左浮滑而小，右弦滑。初诊丸方桂枝减为 20g，陈皮减为 30g，加侧柏叶 50g，桑白皮 30g。

按：初诊舌红苔白腻，左脉弦滑，痰湿郁而化热也，右脉涩，痰湿阻滞，脉道不鼓所致也。治疗脱发，个人经验单以《医宗金鉴》神应养真丹补益肝肾每多不效，况本案证见痰湿郁热，故以柴胡加龙骨牡蛎汤、温胆汤、神应养真丹加减，重用茯苓、陈皮化痰，黑芝麻、桑椹养阴血，润肠燥。二诊配合外洗，其效更显。三诊加侧柏叶、桑白皮，是合治脱发效方二仙丹也。盖肝肾不足，发失所养，可以脱发，痰湿阻滞，郁热内生，水谷精微亦不能上荣，皆可损发。二仙丹含侧柏叶、桑白皮两味，侧柏叶凉血，又化痰湿；肺主皮毛，桑白皮入肺，清肺热，消痰湿，通毛窍，发之荣养不失其常，脱发可治。

唇风案

杨某，女，65 岁，黑龙江省双鸭山市人。

初诊：2013 年 10 月 24 日。慢性唇炎一年半，自去年 5 月起口角溃烂，至今年 10 月初双唇肿，下唇尤甚，有灼热感，脘胀时多，大便硬溏不调。舌暗红苔少；脉双寸虚，有洪意，右寸尤甚，双脉时涩。因心动过缓，于北京阜外医院安装起搏器 5 年。

处方：党参 25g，天冬 15g，生地 20g，石斛 15g，麦冬 20g，五味子 15g，茵陈 20g，枳壳 20g，生白术 30g，生山药 40g。五剂，康复新液外涂患处。

二诊：10 月 30 日。自昨日外用康复新液后，口唇肿痛皆减。近日脘胀无，大便三五日一行，口苦，舌痛。舌嫩红，仅舌面中央存留白苔一块，余皆剥脱；脉左寸虚缓略洪，右关虚洪。

处方：党参 25g，生地 20g，石斛 15g，麦冬 20g，五味子 15g，茵陈 20g，枳壳 20g，元参 25g，生白术 30g，生山药 40g，丹皮 15g，焦栀 10g。五剂。

三诊：11 月 5 日。自 10 月 30 日以来，唇肿显减，口可略微张大，胃脘痛、腹痛欲便均缓。自昨日起，下唇颊黏膜又生疱疹，口中黏滑。舌暗红水滑，无苔；脉虚软。

处方：生地 25g，石斛 15g，麦冬 20g，枳壳 20g，水牛角 20g，丹皮 15g，丹参 20g，焦栀 15g，紫草 15g，淡豆豉 10g，生白术 20g，生山药 40g。七剂。

四诊：11 月 11 日。下唇几已不肿，口角已经愈合，原溃烂处仅略红，目干。舌略暗，苔渐生；脉虚洪，右寸较左大。上方加玉竹 25g，生石决明 30g，七剂。

五诊：11 月 18 日。此间口角溃烂、唇肿时有反复，然程度甚轻，目干、口苦皆大减，大便一二日一行。舌痛无，质暗红，苔薄已增多；脉左寸沉虚大，右寸虚大见弦。上方去玉竹，加枸杞子 25g，郁金 15g，七剂。

六诊：11 月 25 日。目干显减，口苦无，唯胃脘胀、唇痛时肿，然程度甚轻，大便二日一行，色黑。舌淡暗，苔薄白，平铺于舌；脉左寸关虚洪，右关虚洪。

处方：党参 25g，石斛 15g，麦冬 20g，五味子 15g，玉竹 20g，生山药 30g，紫草 15g，赤芍 15g，枳壳 20g，丹皮 15g，肉桂 3g（后下）。七剂。

七诊：12 月 2 日。11 月 25 日唇肿突重，三日后突又显佳。此时因康复新液外涂有刺激感，已经停用一周。现胃脘胀几无，目干显减，腹痛便溏。舌淡暗，苔薄白，平铺于舌；脉左虚洪见细，右寸虚洪大。上方加炒白芍 30g，炙甘草 15g，七剂。

八诊：12 月 9 日。近一周疗效甚佳，外用药全停，唇肿甚轻，口角略有溃烂，便溏。舌淡暗，苔显增；脉左寸虚大而短，右寸关虚弦。

处方：党参25g，石斛15g，麦冬20g，五味子15g，玉竹20g，生山药30g，紫草15g，当归15g，白及10g，丹皮15g，炒白芍40g，生甘草15g。七剂。

九诊：12月16日。自觉甚佳，仅右口角略有溃烂，时有心悸，便溏。舌略暗，苔白不厚，均匀平铺于舌；脉左寸虚洪缓，右寸关虚大有弦。

处方一：上方白及减为5g，加炒山药30g，炙甘草10g，生龙骨20g，煅牡蛎30g，神曲30g，七剂。

处方二：处方一方药三倍量加旱莲草40g，女贞子40g，覆盆子40g，黄柏25g，地骨皮25g，赤芍25g，枸杞子40g，肉桂20g，生蒲黄20g，一料做9克蜜丸，每次一丸，日三次服。

按：唇炎即中医所谓唇风证，《医宗金鉴·外科心法要诀》言"（唇风）初起发痒色红肿，久裂流水火燎疼"，本案患者证情可见一斑。《医宗金鉴》认为唇风为阳明经风火凝结而成，内服双解通圣散配合黄连膏外涂治疗，不外辛散清泻并用之法，然本案患者舌暗红苔少，阴伤明显，且素有胃脘胀，恐不宜用上法，乃紧扣脾胃，以清凉甘露饮变化滋阴清热解毒。因患者脉象始终见双寸虚洪大，是以合用生脉散贯穿始终，疗效甚佳。

三、妇科病症

痛经案 1

线某，女，31 岁，哈尔滨理工大学日语教师。

初诊：2009 年 12 月 28 日。长期痛经，经前一周即小腹坠胀而痛，近年又增下肢沉重无力而胀，经前经期诸般不舒较甚，经净后渐缓。刷牙易咽喉出血，咽喉异物感，倦怠乏力，易感，逢寒小腹痛。舌淡尖略红，苔薄白；脉两侧滑，左侧溢脉。自言妇科疾病较多，并未详言。

处方：炙黄芪 25g，炒白术 15g，当归 15g，陈皮 20g，小茴香 15g，吴茱萸 10g，炮姜 10g，官桂 10g，元胡 20g，王不留行 25g，乌药 15g，青皮 15g，鹿角霜 20g，香附 15g。七剂。

二诊：2010 年 1 月 5 日。自诉上药味苦而辣，咽喉异物感、咽喉出血减，自某年着紧身裤乘坐火车后遗有左膝内侧条状胀痛不愈，舌脉同上。

处方：炙黄芪 25g，炒白术 15g，当归 15g，川芎 15g，炒白芍 25g，炙甘草 10g，党参 15g，官桂 10g，吴茱萸 10g，麦冬 20g，元胡 20g，青皮 15g，香附 15g，乌药 15g。五剂。配服固元膏。

三诊：1 月 10 日。当下为经前一周，按以往规律此时当有经水欲来之种种不适，现无所苦。舌同上，脉左侧滑细，左侧溢脉，右滑略大而迟。

处方：炮附子 15g（包），炒白术 15g，党参 20g，茯苓

40g，炒白芍 25g，当归 15g，川芎 15g，泽泻 15g，生甘草 15g，干姜 10g，元胡 20g。五剂。并开十全大补汤加味嘱经后服，以补益兼疏利气血，方药未记。

四诊：1 月 27 日。经期未停药，服后无所苦，经行脐周痛，下肢亦痛，目前气色转佳。嘱持续服金匮肾气丸和固元膏至下次经前一周。

五诊：2 月 8 日。上次经行虽仍痛，但乏力减。现整体状态尚佳，小腹闷痛，刷牙时咽喉出血，咽喉异物感。

处方：苍术 20g，白芷 10g，炒白芍 25g，官桂 10g，干姜 10g，生甘草 10g，茯苓 30g，小茴香 15g，陈皮 20g，元胡 20g，蒲黄 10g（包），五灵脂 15g，制没药 15g，汉防己 15g。日一剂，分三次服，服至经行。

六诊：2 月 18 日。电告：本次经行腹痛大减，当下月经已净，刷牙时仍略有咽喉出血。因外出服汤药不便，嘱服人参归脾丸、金匮肾气丸。

后遇其母，言状态佳，经行仅略有腹痛，已赴日本。

按：当时据此患言痛经甚重，且整体状态较差，故初诊、二诊连续补益脾肾，疏肝理气，温阳活血（实则此间配服之固元膏亦有同功），至三诊正值经前一周，无明显不适，证明药力已显。三诊"先其时而治之"，以附子汤合当归芍药散大力温阳补虚，活血止痛，经期亦不停药，有病则病受之，虽是经期并无妨碍。五诊经前转以五积散温化寒湿，活血行滞，经行腹痛大减，前人言以五积散治疗痛经有效实不我欺也。

痛经案 2

赵某，女，29 岁，哈尔滨市人，护士。

初诊：2013 年 4 月 16 日。经行小腹冷痛 3 个月，经量少色正，夹有暗紫血块，畏寒，便干，按期月经当于一周内转。

舌体红润，苔白不厚，红星点散布；脉左关滑软，右寸滑，较左有力。

处方：炮附子 10g，干姜 10g，艾叶 20g，元胡 20g，当归 15g，川芎 10g，吴茱萸 5g，汉防己 20g，桂枝 20g，酒芍 20g，炙甘草 15g，香附 15g。七剂。

二诊：5 月 12 日。4 月 22 日经转，经行第一日小腹冷痛显减，经量仍少，但血块减少，自述每经行腰腹酸痛（患者初诊未言），月经临届，大便数日一行，便质不干，畏寒。舌淡，尖部红星点散布，苔白不厚；脉左寸滑，较前有力，右沉滑小。

处方：炮附子 10g，干姜 10g，艾叶 20g，元胡 20g，汉防己 20g，桑寄生 25g，续断 20g，当归 15g，川芎 10g，吴茱萸 5g，桂枝 20g，酒芍 20g，炙甘草 15g，香附 15g。七剂。经后服右归丸一周。

三诊：6 月 8 日。月经临届，腰酸。舌偏红，已经刷舌苔，舌诊见苔少色黄；脉左寸虚洪，右虚滑不甚应指。

处方：桑寄生 30g，续断 25g，艾叶 20g，干姜 10g，炙甘草 15g，茯苓 40g，生白术 30g，酒芍 30g，肉桂 7g（后下），炮附子 10g，当归 15g，川芎 10g。七剂。

6 月 24 日电告：本月经行腰腹仅略痛，嘱经后服右归丸十日。7 月 10 日来告：月经临届，嘱以艾附暖宫丸服至经转。

按：据症，整体为冲任虚寒，经血有暗紫血块，夹瘀也；脉左关滑软，肝气虚寒也；苔白，夹湿也；舌面红星点散布，郁热也。故以四逆汤合温经汤加减，温阳通脉，化瘀止痛，加艾叶、香附暖肝，防己利湿清热。服后大效，二诊时又值月经欲转，仍步前法，因经行腰腹酸痛，加桑寄生、续断益肾壮骨。经后气血亏虚，宜补益，故以右归丸温肾阳，益精血，与汤剂相互配合，加大补益力度。因痛经几无，故 7 月份经转前以艾附暖宫丸温养冲任预防痛经复发即可。

又按：或问：何以每月经前舌质有红、淡、偏红之异，舌苔有白黄之别？答曰：经前气血涌盛，若郁热偏重，或可掩盖患者冲任虚寒之本象表现，而为舌红或偏红；若以虚寒偏重，郁热次之，或以舌淡为主。同理，痰湿夹热，则舌苔黄，否则舌苔白，随证治之可也。

经前烦躁案

张某，女，41 岁，黑龙江省齐齐哈尔市人。

初诊：2015 年 4 月 19 日。经前烦躁易怒，家人难以忍受，易惊，烘汗，口苦，舌体僵硬不利，面色苍老。舌红中见紫，苔黄腻；脉双寸搏指不柔，左小于右。平素月经量少，色黑有血块，每 40 日至 45 日一转，末次月经：4 月 11 日。另检查发现多囊肾、左肾小结石。

处方：柴胡 15g，酒芍 30g，当归 15g，茯苓 30g，生白术 25g，丹皮 15g，焦栀 15g，泽泻 30g，郁金 15g，石菖蒲 10g，鸡血藤 50g。七剂。

二诊：4 月 26 日。舌体大见灵活，手足冷，小腹痛时多。舌红苔黄干；脉双寸虚洪缓。近日彩超提示：宫腔内膜息肉可能性大，盆腔少量积液，1.1cm（深）×1.9cm。上方去鸡血藤，加赤芍 15g，川芎 5g，延胡索 10g，九剂。

三诊：5 月 5 日。舌体僵硬无，5 月 4 日经转，经前无任何不适，经血色黑有块，手足冷、倦怠、易惊均显减，小腹痛略减。舌红见紫，苔白黄腻；脉双寸虚洪，左小于右。患者欲归乡办事，之后再来求诊。

处方一：柴胡 15g，酒芍 30g，当归 15g，生地 20g，川芎 5g，山萸肉 20g，泽泻 25g，生白术 20g，茯苓 30g，炙甘草 15g，丹皮 15g，焦栀 15g。七剂，服完后继服处方二。

处方二：柴胡 15g，酒芍 30g，当归 15g，鹿角胶 10g（烊），龟板胶 10g（烊），党参 25g，枸杞子 30g，干姜 10g，黄连 5g，清半夏 15g，焦栀 25g，淡豆豉 15g，泽泻 25g，生白术 20g。七剂。

四诊：5 月 24 日。近日整体状态较佳，现小腹微痛，易惊、手足冷略有。舌尖边暗红，苔白不厚，脉双寸虚洪。

柴胡 15g，酒芍 30g，当归 15g，茯苓 30g，生白术 25g，丹皮 15g，焦栀 15g，泽泻 30g，生地 20g，丹参 20g，郁金 15g。七剂。

按： 经前烦躁易怒，舌红见紫，苔黄腻，脉双寸搏指，肝经郁热上攻也，故治用加味逍遥散；舌体僵硬不利，心开窍于舌，故加泽泻、生白术、菖蒲、郁金、鸡血藤化痰活血，开心窍，解痉挛。二诊舌体僵硬大减，后据类似病案拟得经验方灵舌汤，专治舌体硬大不利，详见舌痹。又见小腹痛，内有瘀滞也，故加行气活血之品。三诊明显见效，二诊以来脉双寸虚洪，本有气血两虚，加之三诊之时正逢经行，故以加味逍遥散加减调和气血，兼以补益。忖及服七剂正值经后，经后宜补，故令继服龟鹿二仙胶、加味逍遥散、半夏泻心汤加减，补益精血，疏肝理脾，解郁清热。四诊继步三诊处方一之法，以资巩固。

经量过少案

赵某，女，31 岁，哈尔滨市人，教师。

初诊：2015 年 1 月 15 日。平素月经量少，色暗有血块，每 30 日一转，经期多为四五日，经前乳胀。近期亦多见心悸，气短、乏力，自汗，盗汗，性欲淡漠。上月经量甚少，经前乳胀，今日经转。舌紫暗，苔黄干，脉双关尺虚滑缓。

处方：柴胡 15g，酒芍 30g，当归 15g，生白术 30g，川牛膝 20g，茯苓 30g，党参 25g，麦冬 15g，桃仁 10g，红花 10g。七剂。

二诊：1 月 22 日。1 月 20 日电告：服五剂，月经量可色正，大喜！现观本次经量增多，气短显减，仍不得寐（上诊患者未言），周身痛，尤以后背、心下部为著，目干，大便黏滞。舌同上；脉左关尺虚弦大，右尺虚缓。

处方：生黄芪 25g，生白术 30g，柴胡 15g，酒芍 30g，当归 15g，桑枝 40g，川牛膝 20g，薤白 15g，桂枝 15g，炙甘草 15g，生龙骨 25g（碎），生牡蛎 30g（碎），仙茅 5g，仙灵脾 30g。五剂。

三诊：1 月 27 日。诸症皆减，现有咽痛，服金嗓散结丸可缓，头顶、颈背皆痛。舌略暗，苔白乏津，脉双关尺虚弦。

处方：生黄芪 25g，生白术 30g，柴胡 15g，酒芍 30g，当归 15g，吴茱萸 10g，葛根 30g，桑寄生 25g，牛蒡子 20g，僵蚕 15g，骨碎补 30g，夜交藤 30g，独活 10g，川牛膝 20g，炙甘草 15g。十四剂。

按：患者经少色暗，经前乳胀，舌紫暗，肝郁血瘀也；心悸气短、乏力汗出、性欲淡漠，心肾两虚，难以作强也。初诊之脉，为月经来潮之脉，不足为凭。因值经行，故先以逍遥散加牛膝、桃、红疏肝理血，因势利导，俟日后大补心肾；苔黄干，有热也，稍加参、麦益气养阴清热。二诊月经趋向正常，肝郁见减，现处经后，脉双尺虚，虚象显露是也，故以仙灵脾、仙茅温润补肾，合桂枝、甘草、龙骨、牡蛎温振心阳，以成补心益肾之局；因患者周身痛，合《医宗金鉴》趁痛散益气通阳治之。三诊据脉仍是肾虚，且仍有颈背痛，故于黄芪、白术、柴胡、白芍、当归益气养血，疏肝理气之上，加骨碎补、独活、牛膝、寄生等味补肾通脉；僵蚕、牛蒡散结消痰，通利血脉，既可治咽痛，又可治身痛。

月经后期案

齐某，女，46岁，哈尔滨市人，酒店服务员。

初诊：2015年1月25日。今年以来，月经两个月一行，近三个月月经未转，末次月经：11月1日。时发烘汗，每凌晨4~5时必醒，口苦。舌暗，质皱缩，苔白黄，有星点；脉左关浮弦，重按尺滑略劲，右寸沉虚大。

处方：柴胡15g，黄芩15g，桔梗15g，清半夏20g，麦冬20g，五味子10g，山萸肉25g，川牛膝25g，桃仁10g，红花10g。七剂。

二诊：2月1日。电告：烘汗、口苦皆减，夜寐改善，舌几同上。上方去桔梗，加炒白芍30g，秫米50g，七剂。

三诊：2月9日。电告：烘汗、口苦几无，仍寐欠佳，当下月经欲转未转，腹痛腰疼。微信照片：舌红绛，尖边紫红点，苔白黄腻。

处方：柴胡15g，酒芍30g，当归15g，清半夏15g，竹茹20g，陈皮15g，茯苓30g，枳实15g，川牛膝25g，香附15g，莪术15g，卷柏20g，桃仁10g，红花10g。七剂。

四诊：3月8日。2月13日经转，当下腰腹痛，又有月经欲转之感。舌偏暗，苔白黄薄腻；脉左虚缓，关部见弦，右虚弦缓。

处方：柴胡15g，酒芍30g，当归15g，清半夏15g，竹茹20g，川牛膝25g，香附15g，党参25g，炒白术15g，干姜10g，炙甘草10g，生地25g，川芎5g，桃仁10g，红花10g，卷柏20g。七剂。

按：初诊脉左关浮弦，肝经病也；重按而得真谛，据尺滑略劲，此肾水不足，肝木失涵之象。水不涵木，肝木亢动，故烘汗、口苦；肝木亢动，升发失常，故患者每于肝气升发之时难以安寐；肾水不足，无以为血，故月经数月未转。故用山茱萸肉补益肝肾，配合柴胡、黄芩疏达木气。因右寸沉虚大，此肾阴不足，殃及肺金，肺失宣降也，《内经》有云"肺气上迫……故月事不来也"，此案恰为例证，故加麦冬、五味润肺，降肺气，配合桔梗宣肺，复肺之宣肃。舌暗，考虑血络瘀滞，加桃仁、红花化瘀，川牛膝因势利导，引血下行。重用半夏一味，因半夏仲夏采收，具交通阴阳之能，故用以安眠。二诊症减，继步前法，加芍药和血，秫米化痰湿安眠。三诊之时，月经已有欲转之感，因初诊以来舌苔始终白黄腻，恐痰湿亦有碍经血下行，故以逍遥散合温胆汤为法，并合过期饮诸味活血行气，因势利导，数日成功经转。四诊又至经前，再依三诊因势利导之法。

妊娠恶阻案

陈某，女，23 岁，河北省临西县尖冢镇乔屯村人。

初诊：2016 年 1 月 26 日。妊娠 4 个月有余，欲食进之则恶心呕吐，腰酸，便干，脱发，且感冒 20 余日不解，现鼻流黄涕，鼻干。舌淡紫，中部苔黄干较厚；脉左关虚弦细，右关虚滑。

处方：清半夏 10g，生白术 20g，生地 20g，当归 10g，柴胡 15g，桑叶 15g，菊花 15g（后下），生姜 3 片。三剂。

1 月 30 日来告：初服半剂，恶心呕吐大减。现恶心略有余羔，已可正常进食，鼻流黄涕、目干皆无，腰酸、脱发不显，仍鼻干，大便三四日未行。按脉双关同上，两尺亦见滑，右尺尤为滑利圆润。嘱停药，以菊花泡水熏鼻，待稍凉则饮之，待鼻干消失则停用，平时多食柚子、香蕉等凉润通便果品。

按：妊娠恶心呕吐，称妊娠恶阻。《医宗金鉴》论妊娠恶阻分胎气阻逆、痰饮内停、邪热阻滞，分用保生汤、加味六君子汤、加味温胆汤治之，临证当神而明之，不可拘泥。此患据脉可知，患者证属血虚肝郁，脾虚痰湿内停。腰酸、便干、脱发，肝肾阴虚故也；妊娠恶心呕吐，脾虚痰湿内停，胃气上逆故也；鼻流黄涕，鼻干，外感风热未解也。故以半夏、生白术、生姜化痰湿，健脾和胃，降逆气；生地、当归、柴胡养肝肾，疏肝气；桑叶、菊花辛散风热。服后大效，秉《内经》"衰其大半而止"之旨，令其停药，以菊花熏饮清其余热，治其鼻干，并以"谷肉果菜"食养尽之。

产后郁证案

陈某，女，25岁，河北省临西县尖冢镇乔屯村人。

初诊：2010年9月2日。引产后两个月，因将息失宜，家人苛待，复加郁怒，出现头晕、心悸、胸闷、寐差、倦怠、善悲、易恐、心中郁郁，月经量多无块，大便正常，饮食无碍，晨起口苦，时恶心，颅部CT、ECG等皆无异常发现。此前就诊本县名医马某，服中药10余剂不效，故趁余2010年暑假返乡时来诊。舌尖部小红点散布，苔白厚而糙；脉左细长如线，右脉沉小不甚有形。

处方：柴胡15g，当归15g，白芍25g，茯苓40g，白术15g，炙甘草10g，生龙骨25g，生牡蛎30g，黄芩15g，清半夏15g，陈皮25g，枳壳15g。五剂。

二诊：9月7日。服上方后心悸消失，夜寐改善，情志转佳，口苦恶心已无，倦怠、易恐皆减。舌苔仍白厚，舌尖部红点散布（诊时为雨夜，室内灯光昏暗，仅约略得之）；脉左滑，关尺虚弦，寸滑。

处方：鹿角霜15g，龟板10g，党参25g，枸杞子30g，莲子25g，百合30g，生地20g，生龙骨20g（碎），生牡蛎25g

（碎），石菖蒲 15g。五剂。

按：舌尖红点散布，肝郁化火也；舌苔白厚，痰湿蕴结也。晨起口苦，口黏，时发恶心，皆是肝脾不和之象。然据脉本虚已显，拟先和肝脾，再大力补其气血。故初诊以逍遥散疏肝理脾和血，重用茯苓健脾宁心，合入二陈汤化痰湿，在此基础上，加黄芩解郁清热，生龙、牡镇心止悸。二诊显效，肝脾不和证缓解，双脉见起，左脉关尺虚弦，见肝肾不足之本象，故改以龟鹿二仙胶大补精血，参以百合、地黄、莲子益心解郁安神，并合龙、牡、菖蒲交通水火。

又按：患者初诊之时，询其月事按期于 9 月中旬当转，初诊、二诊恰为经间、经前，为应用疏肝解郁，理脾化痰法之良机。待其经转，气血亏虚之时，又必施以补益。如此按期转法，方能攻不伤正，补而能效。

腹痛案

陈某，女，47 岁，黑龙江省哈尔滨市韩家洼子人。

初诊：2015 年 5 月 17 日。2015 年 5 月 13 日哈尔滨医科大学附属第一医院彩超检查提示右卵巢纤维瘤、子宫肌壁结节，CEA、CA125 均在正常范围。现小腹偏左疼痛，以针刺样或闷胀疼痛为主，尿黄，带下色黄，手足冷。舌淡暗，苔薄黄，脉双关虚缓。

处方：炮附子 10g，党参 25g，炒白术 15g，干姜 10g，炙甘草 10g，生薏米 30g，败酱草 30g，萆薢 15g，黄柏 10g，土茯苓 30g，泽泻 25g，当归 15g，川芎 10g，炒白芍 30g，生白术 20g，丹皮 15g，桃仁 10g。九剂。

二诊：5 月 26 日。患者盛赞上方之效，现腹痛无，大便黏滞，小便黄，略热。舌淡紫，苔白不厚，双寸虚缓大。

处方：炮附子 10g，党参 25g，炒白术 15g，干姜 10g，炙甘草 10g，泽泻 25g，当归 20g，川芎 10g，酒芍 30g，生白术 30g，土茯苓 30g，白茅根 30g，杏仁 15g，枳实 15g，陈皮 15g。七剂。

三诊：6 月 2 日。食肉或煎炸之品则矢气臭秽，仍大便黏滞，小便已不热，仍略黄。舌淡暗泛紫，有齿痕，苔薄，双寸虚缓。

处方：炮附子 10g，党参 25g，炒白术 15g，干姜 10g，炙甘草 10g，细辛 5g，酒大黄 10g，生白术 30g，当归 15g，川芎 10g，酒芍 30g，茯苓 30g，泽泻 25g，锁阳 20g。七剂。

四诊：6 月 9 日。偶有腹痛，矢气臭秽亦减，大便见畅，仍小便黄，时发烘汗，舌脉同上。上方去党参、白术、干姜、炙甘草，加党参 25g，麦冬 20g，五味子 15g，七剂。

按：初诊舌淡暗，手足冷，加之患者曾多次就诊于余，知其素体阳虚，主以附子理中汤。其以腹痛为主，《金匮要略》言"妇人腹中诸疾痛，当归芍药散主之"，故合当归芍药散。再合薏苡仁、败酱草、草薢、黄柏除湿解毒，加丹皮、桃仁取桂枝茯苓丸之意，总以温阳活血利水为主。二、三诊继步前法，因自二诊开始脉转双寸虚缓，气阴两虚见著，故于四诊合入生脉饮益气养阴。

经断前后诸症案

刘某，女，52 岁，黑龙江省哈尔滨市双城区人。

初诊：2015 年 6 月 4 日。现已闭经 4 个月，烘汗，畏寒，视物昏蒙，头昏，胸闷，劳则心悸手颤，记忆力下降，心情郁郁，脘痞，口臭，大便黏腻，夜间口干。舌偏暗，苔黄厚腻，除舌尖部外几乎满布于舌；脉左尺虚缓，右关濡。

处方：清半夏 15g，陈皮 25g，茯苓 40g，枳实 15g，竹茹 20g，杏仁 15g，白蔻仁 5g（后下），生薏米 30g，黄连 7.5g，瓜蒌 20g，生白术 30g。七剂。

二诊：6 月 11 日。胸闷、脘痞、大便黏腻、劳则心悸手颤皆无，手麻、右足肿减（初诊未述手麻、足肿），头目见清，卧则被压一侧之对侧麻木。舌偏暗，苔黄腻见减，中前部舌苔见化；脉同上。上方加益母草 30g，当归 15g，川芎 5g，泽泻 25g，七剂。

三诊：6 月 18 日。足肿减而未消，气力见增，卧则被压一侧之对侧麻木亦减，食咸则气管堵塞，时有咽干咽痛。舌偏暗，苔仍偏黄厚腻，脉双尺虚缓。

处方：清半夏 15g，陈皮 25g，茯苓 40g，枳实 15g，竹茹 20g，杏仁 15g，白蔻仁 5g（后下），生薏米 30g，连翘 15g，薄荷 10g（后下），射干 15g，浙贝 15g，胆南星 7.5g，穿山龙 30g，当归 15g，川芎 5g，泽泻 25g。七剂。

四诊：6 月 25 日。咽干咽痛无，气管堵塞感亦减，卧则被压一侧之对侧麻木仍有，晨起手胀，尿频，尿不利，反酸，略有恶心、口干。舌偏暗，苔白黄略见减，脉同上。

处方：清半夏 15g，陈皮 50g，茯苓 40g，枳实 25g，竹茹 20g，杏仁 15g，焦栀 15g，淡豆豉 15g，干姜 10g，仙灵脾 25g，仙茅 5g，益母草 30g，泽兰 25g。七剂。

五诊：7 月 2 日。卧则被压一侧之对侧麻木消失，反酸、恶心大减，仍尿频，尿急，尿不利，视物不清。舌暗红，苔黄厚腻，中后部尤甚，脉双寸关虚缓。

处方：清半夏 15g，陈皮 50g，茯苓 40g，枳实 15g，竹茹 20g，党参 25g，麦冬 20g，五味子 15g，猪苓 10g，滑石 30g（包），泽泻 25g，阿胶 5g（烊），防风 10g，益母草 30g，泽兰 25g。七剂。

六诊：7 月 9 日。尿频、尿急、尿不利消失，反酸无，视物清，仍略有卧则被压一侧之对侧麻木，手指关节痛胀，心悸，畏风，详询知其并不畏寒，略有胸闷，大便欠畅。舌暗有瘀斑，苔黄腻，已经显减，脉双尺虚缓。

处方：桂枝20g，炙甘草15g，炒白芍15g，生白术25g，生黄芪20g，猪苓10g，滑石30g（包），泽泻25g，生龙骨25g（碎），生牡蛎30g（碎），清半夏15g，陈皮25g，茯苓40g，枳实15g，竹茹20g，焦栀25g，淡豆豉15g。七剂，隔日一剂。

按：舌苔黄腻，近乎满布，湿热遍布三焦也；右关濡，脾虚湿停也，故以温胆汤加杏仁、白蔻仁、生薏米主之。因胸闷脘痞，以小结胸辨治，故合入小陷胸汤。二诊诸症皆减，因舌偏暗，足肿，继加活血利湿之品。三诊，咽干咽痛，舌苔黄腻，湿热仍重可知，甘露消毒丹中射干、浙贝、薄荷、连翘化湿清热，解毒散结，于湿热结聚于咽喉者甚宜，故以温胆汤合甘露消毒丹加减。穿山龙为龙江地产药材，龙江遍地可采，功可祛风湿，通经络，前辈医家如王维昌、卢芳先生皆善用之，此处用之取其清肺化痰之能。四诊，咽干咽痛皆无，可证甘露消毒丹之功，又见尿频、尿不利、手胀，结合初诊以来尺虚缓，肾虚不能化气也，故合入二仙汤温肾化气；因反酸、恶心，胃气上逆较显，故本诊重用陈皮降逆和胃。五诊，尿道刺激征仍不减，又舌苔黄厚腻，故以温胆汤合猪苓汤加减；又据脉提示气阴两虚，合入生脉饮，加防风升动以助气阴长养。六诊，病去大半，唯患者畏风而不畏寒，故再步前法巩固疗效，消除余恙，合桂枝加黄芪汤调和营卫，兼以固表。

又按：卧则被压一侧之对侧麻木，此正虚气血运行不利，不能正常敷布全身，以致随体位偏注较低之处，即侧卧时被压一侧，对侧相对气血较少，"气虚则麻，血虚则木"，故有此症。二诊、三诊未予明确补益，四诊合入二仙汤，正气得助，气血运行趋于正常，不易受体位变动影响，故此症消失。

四、儿科病症

表闭感冒案

徐某，女，27 个月，哈尔滨市人。

初诊：2011 年 12 月 11 日。电告：一周前感冒发热，经用多种药物后体温复常，唯鼻塞甚，寐中张口呼吸，手足心干热，纳谷不香，大便偏干，小便黄，舌苔白厚。患儿曾言咽痛，据情推断似为耳痛。

处方：麻黄 8g，杏仁 10g，生石膏 30g，前胡 10g，僵蚕 8g，淡豆豉 10g，茯苓 15g，桔梗 10g，神曲 10g（包），带须葱白一段。一剂，分四次服。

二诊：12 月 12 日。电告：初服患儿有睡意浓厚状，至今天下午始服尽，手足干热显减，鼻塞减而未除，大便欠畅，初硬后溏，唯纳谷不香较前更甚，舌苔白厚。

处方：山药 15g，生苡米 10g，莲子 10g，茯苓 15g，生白术 10g，桔梗 10g，生山楂 15g，薄荷 10g（后下），白芷 8g，淡豆豉 10g，带须葱白一段。一剂，分三次服。

12 月 13 日电告：纳谷见香，舌苔已减，唯鼻塞仍有，料无大碍，嘱停药，清淡饮食二日。

按：初诊患者手足心干热，鼻塞，肺气郁闭也，仿蒲辅周先生治小儿腺病毒肺炎法，方以桔梗、杏仁复肺气宣降，麻黄、豆豉、前胡、僵蚕、葱白皆开闭散结之品，生石膏重用以监制诸药之辛温，又舌苔白厚，故以茯苓健脾化湿，神曲化滞解表。二诊肺闭渐开，积滞尚存，故纳食不香也，改以参苓白术散健脾开胃，仍配合淡豆豉、葱白发表除未尽之邪。小儿脏腑轻灵，随拨随应，前后两诊，一日一法，然疗效均速，足以见之。

湿热感冒案

柏姓三童，长者女，9 岁；次者女，7 岁；末者男，4 岁。河北省石家庄市人。

第一阶段：

初诊：2014 年 9 月 20 日。电告：次女发热，精神尚佳，别无所苦。

处方：柴胡 15g，清半夏 12g，党参 15g，炙甘草 6g，黄芩 12g，葛根 30g，生石膏 40g，青蒿 20g，生姜 3 片。一剂，分三次一日服尽。

二诊：9 月 21 日。电告：仍发热，纳食不香。

处方：柴胡 15g，清半夏 12g，黄芩 12g，葛根 30g，生石膏 40g，青蒿 20g，桔梗 15g，大黄 10g（单包），枳实 15g，炒白芍 30g，生山楂 20g，生姜 3 片。一剂，分三次一日服尽。若服此诊方前得快利，大黄即停用或少用。

三诊：9 月 22 日。电告：仍发热。

处方：柴胡 12g，清半夏 10g，黄芩 12g，党参 12g，炙甘草 6g，葛根 20g，生石膏 35g，青蒿 15g，竹叶 20g，生姜 3 片。一剂，分三次一日服尽。

四诊：9 月 23 日。电告：仍发热，时至 39℃ 以上，咽喉不利，略有鼻塞，详询知患儿服以上三诊方皆有汗出，汗出热退，嗣后体温复起，每以西药布洛芬等暂时退热，幸得精神一直较佳，自发热伊始舌苔白厚腻，近乎满布。

处方：枇杷叶 10g（包煎），郁金 12g，射干 12g，通草

10g，生薏米 25g，竹叶 20g，滑石 20g（包煎），淡豆豉 10g，连翘 12g，茯苓 25g，白蔻仁 5g（后下）。一剂。

五诊：9 月 24 日。电告：服后周身觉舒，热势渐退，舌苔见化，头痛，略有鼻塞。上方去白蔻仁，加川芎 5g，带须葱白一段，一剂。

六诊：9 月 25 日。电告：体温虽仍有起伏，整体已降至 38℃以下，仍头痛。上方去通草、淡豆豉，射干改为 10g，加白芷 5g，柴胡 10g，一剂。

后电告：愈。

第二阶段：

初诊：2014 年 9 月 30 日。电告：末男发热，恶寒明显。微信照片：舌红，苔黄白腻。

处方：生麻黄 10g，杏仁 6g，桂枝 6g，炙甘草 3g，生石膏 35g，清半夏 6g，生姜 3 片，大枣 2 枚。一剂，分三次一日服尽。

二诊：10 月 1 日。早 8 时半电告：末男之药尚未服尽，恶寒已减轻，仍发热。长女亦发热，微信照片：舌红，苔白不厚。

处方：柴胡 12g，清半夏 9g，黄芩 12g，党参 9g，炙甘草 5g，葛根 20g，生石膏 30g，大黄 6g，生山楂 15g，生姜 2 片，带须葱白一大段。一剂，令长女分三次服尽。

三诊：10 月 1 日。晚 9 时电告：长女服后汗出，末男则始终未作汗，两患皆口渴索饮，详询知两患舌苔与次女相似，且近日石家庄市阴雨不止。大致按第一阶段次女四诊方与之，令两儿同服一方，两剂。

10 月 2 日电告：两儿服后皆明显减轻，令服尽，后愈。

按：第一阶段初诊、二诊、三诊方皆余此前治柏姓长女、次女外感发热屡用屡效之方，今用之竟然不效，后始注意其母所诉患儿自发热伊始即舌苔白厚腻，近乎满布，思及《温病条辨》薏苡竹叶散方下"学者于有汗不解之证，当识其非风则湿，或为风湿相抟也"句，遂于四诊尝试改用薏苡竹叶散化湿清热；因患儿咽喉不利，合用《温病条辨》上焦宣痹汤。五诊时证情得转，知方合度，因患儿头痛鼻塞，故加葱白散邪通窍，川芎祛风止头痛。六诊虽体温仍有起伏，患儿整体已大见改善，此是湿邪黏腻难除之故，不必忧虑，击鼓再进，加柴胡疏解散邪，加大退热力度，又加白芷散风燥湿，且可通窍止痛。

　　第二阶段长女、末男同病。末男恶寒重，无汗，伴发热，初诊辨为太阳病风寒表实证；舌红苔黄白腻，认为当是兼入阳明，故主以麻黄汤，加生石膏清阳明里热，半夏化痰湿。二诊时恶寒减，太阳表寒渐除，但仍发热。且此时长女发热用此前治其外感发热屡用屡效之大小柴胡汤出入亦不效，思及第一阶段治次女情形，详询知两患儿舌苔与次女相似，且近日石家庄市阴雨不止，故仍从湿热入手，用第一阶段次女取效方治之，遂获速效。

　　又按： 五运六气理论本发源于黄河中下游地区，故应用于斯，最为适宜。然亦不可不顾当年实际气候以及患者四诊，奢谈运气，故必于当年气候、患者四诊寻出确实证据，于运气相合，始可用之。《黄帝内经》曰"天地阴阳者，不以数推，以象之谓也"，此之谓也。今岁在甲子，土运太过，提示雨水较多，湿气偏盛。石家庄市正处黄河中下游，且今年确实降雨甚多，人处此运气之中，患病必考虑湿邪之因素，且患儿舌象确有湿邪见证，是以用化湿之方有效也。

　　又按： 余家乡河北省临西县，靠近鲁西北，处黄河下游，今年降雨亦多，稼穑颇受其益，亦为运气推算正确之证明。

　　又按： 宋代诸医大谈运气，为后世所讥。清代张志聪师徒以气化论伤寒，是为解读伤寒又一法门。当今之世，除上世纪方药中、任应秋、王玉川等先生有专门论述外，运气之说已非主流。今人江阴顾植山先生倡导运气，大行五运六气培训收徒，从之者渐多，观其平素诊治，多以运气推算，用《三因方》《伤寒论》诸方。窃以为运气之说，为中国黄河中下游先民长期观察气候演变所创立，虽有既定程式推算，并有常变之考量，然古今情形大变，当今工业污染、环境破坏，皆古之所未有也，是以五运六气之推算即便不拘泥于既定程式，以象参之，或仍有可商。故运气之说可作为启发临床思路之用，所做推理必以临床四诊为依据，方最为稳妥。

又按：龙江名医胡青山先生《对湿温的体会》一文言："湿温初起，虽亦有表证，但只宜芳香宣透，不可辛温发汗，若误治之，不但湿邪不能去，反而伤正，引邪内陷……湿温虽有中满不饥等证，但并无食积停滞，若误认之，投以泻下药而损伤脾阳，致使湿邪下注而成洞泄。"可为本案旁参。

又按：次女发热缠绵，舌苔白腻，虽病不愈而精神尚佳，颇类周耀庭先生所谓湿阻膜原证，亦可旁参。

又按：2015年4月22日，末男发热，声音嘶哑，无明显外感症状，余先后以小柴胡汤、大柴胡汤加味各进一剂无效，详询知其舌红，苔白较厚，改以薏苡竹叶散加减，一剂发热显减，继以上方加减一剂，以为可痊愈，孰料患儿复感风寒，鼻塞、流涕、咳嗽明显，大便呈黏冻状，热势不甚，乃以薏苡竹叶散略加荆芥、防风、豆豉之类祛风散寒，据大便之状而言恐是痢疾，加马齿苋清热解毒以预防之，一剂愈。患儿前后服药竟达五剂之多，发热始愈，余羞愧之余，亦知临床须注意小儿发热有属湿热者也。

又按：2016年1月6日，末男发热，39℃，恶寒甚，乃以麻杏甘石汤加薏苡仁、竹叶、生山楂，服两剂恶寒虽减，发热未除，不欲食，咳嗽，舌苔白厚，改以薏苡竹叶散加杏仁、白蔻仁、半夏、僵蚕、蝉蜕一剂舌苔明显见化，体温见降，咳嗽显减，仍不大便，继步前法，以上方加姜黄、大黄，并增僵蚕、蝉蜕之量，一剂而愈。患儿几番感冒发热皆是湿热为患，记之。

反复感冒案

何某，男，14岁，哈尔滨市人。

第一阶段：

初诊：2015年7月9日。反复感冒，每发则以蓝芩口服液治之，待黄涕转清后再改服清热口服液则缓，现用上药无效，近一月鼻中出血，之后咽干，咽中异物感，喉中哮鸣，时咳，口渴引饮，大便偏干，手足心汗出。舌红苔黄腻，脉双关尺沉滑。

处方：柴胡15g，黄芩15g，枳实15g，生白芍20g，清半夏10g，陈皮30g，茯苓30g，竹茹25g，僵蚕15g，蝉蜕10g，大黄10g，姜黄15g。七剂。

二诊：7月16日。来人代述：大便畅，痰量明显增多，口涩减，近一周无鼻衄，舌同上。上方加牛蒡子20g，生白术25g，七剂。

三诊：7月23日。大便溏，痰量明显减少，口涩无，仍咽干口渴。舌偏红，中后部苔黄厚腻；脉双尺虚缓，右尺略弦。

处方：清半夏15g，陈皮25g，茯苓40g，枳实15g，竹茹20g，牛蒡子20g，僵蚕15g，柴胡15g，黄芩15g，石菖蒲10g，郁金20g，川牛膝20g，板蓝根15g。七剂。

四诊：7月30日。咽干无，仍口渴，汗出略多，自初诊以来未再鼻中出血，舌脉同上。

处方一：柴胡 15g，黄芩 15g，清半夏 10g，枳实 15g，炒白芍 30g，酒大黄 5g，川牛膝 20g，苍术 10g，黄柏 10g，知母 15g，天花粉 15g，牛蒡子 20g，僵蚕 15g。七剂。

处方二：柴胡 15g，黄芩 15g，清半夏 15g，党参 25g，炙甘草 10g，牛蒡子 20g，僵蚕 15g，川牛膝 20g，生薏米 30g，苍术 15g，黄柏 15g，芦根 40g。七剂。

五诊：8 月 13 日。仍略口渴、汗出，咽喉不利，口臭，便干。自初诊以来，一直舌红苔黄腻，脉同上。

处方：焦栀 15g，淡豆豉 15g，枇杷叶 15g（包），郁金 20g，降香 15g，酒大黄 10g，黄芩 15g，射干 15g，薄荷 10g（后下），连翘 15g，通草 10g，桔梗 15g，生甘草 10g。七剂。配服麦味地黄丸。

六诊：8 月 20 日。舌虽仍偏红，苔大减，咽喉不利消失，大便见溏，仍口臭，手足心汗出，手不再脱屑，足趾甲周围仍脱屑（患者此前未述），脉同上。上方加干姜 10g，荆芥穗 5g，防风 10g，阿胶 10g（烊），清半夏 10g，黄连 5g，五剂。

第二阶段：

七诊：12 月 20 日。8 月份以来，3 个月未发生感冒，现支原体感染已一月未愈，此间鼻中出血两三次，咽干、咳嗽，时嗽血，痰黄，口渴欲饮，口臭，多汗，便干，溲黄，乏力，气短。舌偏红，尖部赤，中后部苔黄干；脉双关尺滑中带弦，沉取尺滑。

处方：柴胡 15g，黄芩 15g，清半夏 10g，枳实 15g，酒芍 30g，僵蚕 15g，蝉蜕 10g，大黄 10g，姜黄 15g，丹皮 15g，紫草 15g，生石膏 40g，知母 10g，炙甘草 10g，生山药 30g，西洋参 10g（另兑）。七剂。

八诊：12 月 20 日。电告：咳嗽消失，痰量已少色白，汗减，乏力无，未再鼻中出血，大便时硬时溏，仍溲黄。微信照片：鼻尖以下疱疹泛发，舌质红绛。

处方：生石膏35g，知母10g，炙甘草10g，生山药40g，党参25g，生地20g，丹皮15g，焦栀15g，淡豆豉15g，皂刺7.5g，枇杷叶15g（包），郁金15g，射干15g，通草10g。七剂。

按：脉沉滑，郁火也，故以大柴胡汤合升降散主之；苔黄腻，湿热也，故合温胆汤。二诊见效，继步前法。三诊尺脉虚缓，未可径按肾气不足辨治，对比初诊脉象，此乃郁火得减之象也。因咽干口渴明显，舌苔仍黄厚腻，故从湿热蕴结辨治，治以温胆汤加解毒凉血利咽之品。四诊仍口渴，病虽大减，余热仍在，故先以大柴胡汤加味清利湿热，生津止渴利咽；继以小柴胡汤加味调节小儿郁火体质，一偏攻病，一偏调节体质，以杜其根。五诊舌红苔黄腻，较初诊之时并未有明显改善，视前方多用温胆汤清化湿热，既然不效，改用三香汤加味解郁清热利湿，合以麦味地黄丸滋养肺阴。六诊舌象明显改善，可知治湿热之法，除分消走泄法外，尚有解郁清热法。本诊略加补益，合入泻心汤法以和胃治口臭；风胜则燥，诸燥枯涸，干劲皴揭，故加轻清祛风之药治其手足脱屑。此后三个月感冒未发，可知第一阶段调整之法疗效尚佳。后感冒又发，诸症仍是一派肺胃郁热、湿热，故从白虎加人参汤为主方；因舌红绛，加生地、丹皮凉血清热；因鼻尖以下疱疹泛发，郁热也，故合上焦宣痹汤诸味解郁清热，散结止痛。

又按：因种种原因，现代社会小儿多喜食肥甘厚味，故多郁火、湿热体质，黄煌先生认为当以小柴胡汤为治疗此类体质小儿诸病症主方。据门诊所见，上述体质小儿确实多见，余多用温胆汤、三香汤、栀子豉汤出入治之，效果亦佳。

乳蛾案

柏某，女，11 岁，河北省石家庄人。

初诊：2016 年 2 月 12 日。春节之际，进食甘美较多，突然发热，体温 38.6℃，咽喉略痛，大便干。舌尖红，苔薄白，脉双寸关滑数。

处方：大柴胡汤加味（具体药味忘却）。

二诊：2 月 14 日。电告：连进两剂，服之即热退，继而复起，发热则体温 38℃～39℃，患儿仍诉咽喉略痛，问知无尿热、尿痛。舌同上。

处方：银翘散加味（具体药味忘却）。

三诊：2 月 17 日。电告：仍发热，咽喉疼痛，其母言舌苔增厚，咽喉部未见明显异常。微信照片：舌前部红，中后部苔白厚腻。

处方：滑石 30g（包），茵陈 20g，黄芩 12g，白蔻仁 6g（后下），石菖蒲 10g，藿香 10g（后下），连翘 15g，薄荷 10g（后下），射干 15g，浙贝 15g，通草 10g，蝉蜕 10g，僵蚕 10g。一剂。

四诊：2 月 18 日。电告：昨夜望其咽喉部，发现咽喉右侧扁桃体化脓，有白膜被覆其上，遂服上方。今晨咽喉部白膜消失，咽喉疼痛减轻，仍发热，体温 38.5℃～38.8℃。微信照片：舌同上。上方去蝉蜕、僵蚕，加生地 30g，玄参 30g，麦冬 20g，一剂。

五诊：2 月 20 日。电告：已不发热，咽喉痛消失。微信照片：舌同上。

处方：连翘 15g，薄荷 10g（后下），射干 15g，浙贝 15g，焦栀 15g，淡豆豉 15g，瓜蒌 15g，枳实 15g，桔梗 15g，降香 10g，郁金 15g，生地 20g，玄参 20g。一剂。

按： 初诊因舌红，便干，考虑春节过食肥甘厚味，导致胃肠燥热而发热，故投大柴胡汤，用后不效。二诊考虑初诊以来即有咽喉疼痛，舌红，考虑为风热结于咽喉而致咽痛、发热，故改用银翘散加味，用后亦不效。三诊见舌苔明显增厚，从湿热化毒，结于咽喉辨治，改用甘露消毒丹，一剂见效。四诊据患儿之母所述，忽悟此为乳蛾，盖此前咽喉即已红肿化脓，余忽略咽喉部望诊，以致贻误至今。今继步前法，但恐久热伤及阴液，且白喉一证见咽喉疼痛，被覆白膜，本有养阴清肺汤法，此虽非白喉，可参用之，故重加生地、玄参、麦冬，此增液汤也，用以滋阴生津，凉血散血止痛。五诊诸症已平，但舌苔仍厚，改以三香汤解郁化湿清热，稍佐生地、玄参滋阴生津，以防复发。

腹胀案

曲某，女，7 岁，黑龙江省齐齐哈尔市人。

初诊：2015 年 3 月 15 日。患儿眉宇紧缩，心下痞胀，脘腹膨隆，每于夜间明显加重，大便偏干，多方求治不效，曾服神曲、山楂、鸡内金等消导之品半月无效。彩超显示：肠胀气过多；钡透：胃黏膜粗糙；C^{13} 呼气试验：Hp5，阳性。遵某医嘱已服阿莫西林一周。舌暗红，泛紫气，苔薄，脉双寸滑数。

处方：柴胡 15g，酒芍 30g，当归 15g，生白术 30g，枳壳 20g，厚朴 15g，酒大黄 10g，丹皮 15g，焦栀 15g，太子参 15g，干姜 5g。六剂，服一周。

二诊：3 月 21 日。心下见软，心下两横指以下，神阙以上胀满而硬，大便干。舌红，后部舌质淡，泛紫气，苔薄少，脉同上。

处方：海藻 40g，厚朴 15g，酒大黄 10g，枳壳 20g，莱菔子 10g，生地 25g，麦冬 25g，玄参 30g，干姜 5g，太子参 10g，桃仁 10g，丹皮 15g。六剂，服一周。

三诊：3 月 29 日。原全腹胀满，现仅余脐上拳头范围作胀，大便原如羊屎，现已见成条，小便黄，舌脉同上。上方去干姜，加茯苓 30g，桂枝 10g，昆布 30g，六剂，服一周。

四诊：4 月 5 日。本周腹胀位置游移不定，早晚皆作，食后尤甚，大便硬溏不调，溲黄。舌暗红泛紫，苔薄；脉左虚滑缓，右滑而有力。

处方：北沙参 20g，生地 20g，麦冬 15g，玉竹 30g，酒芍 50g，炙甘草 15g，枳实 15g，厚朴 15g，酒大黄 7.5g，生白术 25g，桃仁 10g，太子参 10g。六剂，服一周。

五诊：4 月 12 日。患儿状态见佳，腹胀明显减轻，大便正常。舌偏暗，泛紫气，双脉虚滑。

处方：酒芍 45g，炙甘草 15g，麦冬 10g，玉竹 20g，北沙参 15g，太子参 10g，枳实 10g，厚朴 10g，酒大黄 5g，生白术 25g，桃仁 10g，石菖蒲 7.5g。七剂，隔日一剂。

六诊：4 月 26 日。此间仅因饮食不当，腹胀一次，彩超显示：肠胀气已无。其母特意指出近日 C^{13} 呼气试验：Hp11，较初诊前所做结果略有升高，大便二日一行，患儿自言胃脘烧灼，舌脉同上。

处方：北沙参 15g，玉竹 20g，麦冬 10g，扁豆 10g，玄参 20g，太子参 10g，生白术 25g，酒大黄 5g，枳实 15g，焦栀 25g，淡豆豉 15g，蒲公英 20g，干姜 10g。七剂，三日一剂。

七诊：5 月 17 日。腹胀已不明显，仍便干，胃脘灼热。其母言患儿以往进食水果则腹胀，现已渐能食油桃、香蕉、西瓜、香瓜等水果。舌暗红泛紫气，苔薄；脉左寸滑数，右寸滑中带弦。

处方：太子参 10g，干姜 10g，生白术 25g，北沙参 15g，麦冬 10g，玉竹 10g 玄参 20g，生地 20g，焦栀 25g，淡豆豉 15g，蒲公英 20g，酒大黄 5g，枳实 15g，厚朴 10g，生麦芽 20g。七剂，三日一剂。

八诊：6 月 7 日。近三周腹胀全无，已可进食各种食物。舌暗红，泛紫气，苔薄；脉左寸虚滑小，右关虚弦。

处方：柴胡 15g，酒芍 30g，当归 15g，太子参 10g，干姜 10g，生白术 25g，北沙参 15g，麦冬 10g，玉竹 10g，焦栀 15g，淡豆豉 15g，酒大黄 5g，枳实 10g，厚朴 10g，生麦芽 20g。七剂，之后继服丸药。

丸药方：柴胡 45g，酒芍 90g，当归 45g，焦栀 45g，淡豆豉 45g，生麦芽 50g，酒大黄 15g，太子参 30g，干姜 20g，生白术 50g，北沙参 30g，麦冬 30g，玉竹 30g，白花蛇舌草 20g，半枝莲 20g，莪术 20g，枳实 20g，厚朴 20g。上药一料，炼蜜为丸，每丸重 9 克，每次一丸，日三次服。

按：患儿眉宇不展，全腹作胀，大便干，故试进疏肝理脾之剂，并合小承气汤理气化滞通便。二诊，腹胀见减，然其效不著，大便干，故改用增液承气汤为主，并加活血理气化滞之品；因脉双寸滑数，湿热盛也，故重加海藻咸寒，清热化痰湿。三诊疗效更显，腹胀范围明显缩小，大便成条，今再步前法，加昆布化痰软坚，助海藻之力，思患儿舌暗泛紫，故合桂枝茯苓丸。四诊腹胀位置、发作时间皆不再如前固定，盖药中病机，其病欲去未去之时也。今脉较前三诊已变，左脉显虚象，左血右气，故本诊着力养阴润下，兼以益气为法再进，并合芍药甘草汤解腹部筋脉痉挛，以利腹胀去除。五诊大效，再步前法，并试令隔日一剂，减药力以观之。六诊腹胀继见进步，唯 Hp 数值略增，故于前法基础上加蒲公英解毒，降 Hp，并再减用药之力。七诊腹胀未见反复，继步前法，至八诊汤方之后，改投丸方巩固疗效。

便秘案 1

王某，女，3 岁，哈尔滨市人。

初诊：2013 年 4 月 28 日。便干，食少，喜肉，手足干热，弄舌，入寐难。舌苔白厚腻，红星点散布，双手食指指纹（桡侧表浅毛细血管走形及颜色变化）自风关及命（小儿食指分风关、气关、命关三部）。

处方：藿香 15g（后下），清半夏 7g，竹茹 15g，郁金 15g，生山楂 20g，合欢皮 20g，竹叶 15g，大黄 10g，蝉蜕 15g，僵蚕 15g，淡豆豉 10g，焦栀 15g。三剂。每剂煎汁去药渣，再浓煎，适时加入冰糖溶化，冷却成膏状，每次取一二匙开水冲化，少量频服，两日内服完。

二诊：5 月 5 日。服上方略效，近一周感冒发热，咳嗽，经抗炎、雾化吸入后几愈，喉中痰鸣。舌红苔白厚腻；左手指纹色青，自风关及命；右手指纹浅淡，自风关及命。

处方：蝉蜕 15g，僵蚕 15g，淡豆豉 10g，焦栀 15g，竹茹 15g，清半夏 10g，生山楂 20g，大黄 10g，竹叶 15g，钩藤 15g（后下），侧柏叶 20g。三剂。

三诊：5 月 19 日。纳食转香，大便畅，夜寐见安，仍手足干热，喉中痰鸣。舌尖边红，苔白乏津，双脉指纹浅淡。上方去钩藤，加干姜 10g，五味子 15g，生白术 20g，三剂。

按：治小儿病法，不外平肝、泻心、理脾三法。便干，喜肉，食少，胃肠积热也；手足干热，舌面红星点散布，郁热之象；弄舌，肝风动也；入寐难，肝胃郁热，扰及心神，神不守舍也。故初诊以泻黄散合小儿七星茶加减，理脾泄热，解郁宁心；舌苔白厚腻，痰湿内停也，故加半夏、竹茹化痰湿。不料适逢患儿感冒，未收显效，又见喉中痰鸣，咳嗽，舌红，指纹青，风热犯肺动痰也，仍从上法，加钩藤清热平肝解痉，侧柏叶化痰止咳。三诊纳香，便畅，寐安，指纹浅淡，风热渐去，胃肠积热亦减，故而心神见安矣，因喉中痰鸣仍明显，仿仲景小柴胡汤方后加减法，加干姜、五味子化痰止咳；手足干热，当继续解郁清热，加竹叶清热利尿助之；生白术运脾通便，略加补益也。

又按：小儿服药，苦于难进，笔者临证常嘱用去渣浓煎成膏，适证加入冰糖、蜂蜜、白糖矫其药味，少量频服，规定时间内服尽，实践证明多数患儿较易接受。然亦常有小儿不惧汤药之苦，唯求早日病愈者，则可不用此法，书中未注明此种煎服法之病案患儿皆是此类也。

又按：因小儿怯生，易于哭闹，如此脉息必乱，故常以小儿指纹为代脉诊法，一般以指纹见于风关为轻，见于气关较重，透关射甲则为险症，然不可拘泥，必与舌、症合观。本案初诊指纹即有类似透关射甲表现，然仅是胃肠积热之证，极为常见，医者不可危言耸听，随证治之，自可速愈。二诊指纹转青，提示风邪侵入；三诊指纹变淡，风邪去也，从前后诊次对比之中，方得真情，不可拘执。

便秘案 2

王某，女，5 岁，哈尔滨市人。

初诊：2013 年 9 月 12 日。便干，腹痛，口臭，寐中蹬被，时有盗汗、鼻塞。舌面星点时多，苔白而少，双手指纹风关淡紫。

处方：大黄 10g，枳壳 15g，厚朴 10g，生地 20g，麦冬 15g，玄参 15g，酒芍 30g，炙甘草 15g，太子参 15g。五剂，一剂服一日半。

二诊：9 月 18 日。服后大便通畅，刻下大便见溏，腹痛已缓，仍鼻塞。舌偏红，有星点；左手指纹已变浅淡，右仍较淡紫。

处方：大黄5g，枳实7g，柴胡10g，酒芍25g，太子参15g，生地20g，麦冬15g，玄参15g，炙甘草15g，黄芩7g，清半夏7g，生山药20g，紫菀10g。五剂。

三诊：鼻塞显减，腹痛现仅偶发。舌红减，尖部略红，指纹同上。

处方：太子参15g，麦冬15g，五味子10g，生白术20g，竹叶15g，紫菀10g，酒芍25g，炙甘草15g，枳实7g，生山药20g。七剂，服十日。

按： 便干，腹痛，口臭，指纹紫，胃肠积热也；汗为心之液，热扰心神，故寐中蹬被，盗汗；鼻塞，肺气不宣也。当先治其胃肠积热，因舌苔少，故除清泻消导之外，配合养阴润燥，以增液承气汤为基础方，合芍药甘草汤缓急止腹痛。二诊大便见溏，故参入山药加大补脾之力；因舌偏红，有星点，肝经郁热也，故加入柴胡形成四逆散结构，解郁清热；仍鼻塞，肺气不宣，加紫菀宣肺通便。三诊症减，舌尖略红，心经有热也，加竹叶清心，并合生脉散益气养阴。

又按： 小儿证情变动不居，但不外风、火、热、滞，医者当心思灵动，随证转方，自可随拨随应。

又按： 关于紫菀通便，宣肺以利大肠之气下降，故能通便也。宋时蔡京苦于便秘，遍治不效，某医以紫菀一味，大便即通。

泄泻案1

柏某，女，2岁，河北省石家庄市人。

初诊：2008年3月26日。电告：泄泻如水，不食，余无所苦。

处方：车前子10g（包），泽泻10g，厚朴15g。一剂。

二诊：3月26日。电告：药进半剂，便质转稠。现大便正常，仍不食。

处方：炙黄芪10g，茯苓10g，白术10g，莲子8g，山药15g，厚朴10g，山楂8g。一剂。

半剂尽，患者食欲大增，频频索食，较前判若两人，嘱余药停服，又一两日纳食如常。

按：此案为余初出茅庐之时所治，初诊所用方为《集验良方》所载立止水泻方。原方车前、泽泻各一钱，厚朴一钱二分，彼时余观此方治泻，虽利水渗湿，而重用行气之厚朴，组方似有深意，因而试之，果然有效。盖幼童病泄泻，除清浊不分，须利小便所以实大便外，多肠道有滞，此滞不消，泄泻难愈，因加厚朴消积行气。二诊因大便转正常，仍不食，故仿参苓白术散健脾化湿，开胃进食，同时防止泄泻复发。

又按：后读《普济本事方》，书中所载许叔微某方与本案二诊方颇似，许氏可谓先得我心。

又按：彼时余开方，尚不知明标药物之生用、炒用，全凭药局随意处之，疗效必打折扣，观二诊方白术、山药、山楂可知，今以此案方为学者戒！

又按：《集验良方》为清代梁文科辑，明清儒者多有搜集民间验方成书者，例如鲍相璈《验方新编》、赵学敏《串雅》皆是此类，其中不乏构思精奇者，学无止境，自当博采，为临证之助。然为医正途当首明辨识病证之正法，然后随证治之，自然可验，原不必特别在意"秘方"也。

泄泻案2

王某，男，8岁，齐齐哈尔市富拉尔基区人。

初诊：2015年7月16日。自出生后长期腹泻至今，时因腹泻发生脱水、酸中毒住院，多处求医无效，观前医处方多为温补脾肾之品。首都儿科研究所附属儿童医院诊断：慢性腹泻，小肠吸收不良综合征（非手术性）。现每日晨起腹泻严重，大便如蛋花汤样，晚上略缓，溲黄而少，或屎尿俱下，肠中漉漉。舌红苔薄少，舌面后部剥脱，脉双寸一息七至。

处方：川贝 2.5g（冲），杏仁 15g，百合 30g，枇杷叶 15g（包），桔梗 15g，厚朴 10g，陈皮 20g，法半夏 10g，茯苓 30g，炒白术 15g，生苡米 30g，升麻 5g，地榆炭 15g，桂枝 15g，炙甘草 10g。七剂。

二诊：7 月 23 日。现已知饥，大便已由蛋黄汤样转为黏糊样，晨起小便已经正常，现大便后常腹痛。舌红见减，苔见增，舌面后部仍有剥脱，脉一息五六至。上方加太子参 10g，炒白芍 30g（法半夏暂时缺，以清半夏代），七剂。

三诊：7 月 30 日。腹痛无，大便初硬后溏，但屎尿分明，口渴。舌苔显增，均匀分布，舌面后部剥脱消失；脉一息五六至，以虚滑软为主。上方去炒白芍，加玉竹 30g，石斛 10g，十四剂。

四诊：8 月 13 日。一周前电告：患儿腹泻突然加重，此后减缓，仍大便质稀，详询知是进食猪肉、虾肉后发生，舌苔剥脱处确已不明显，脉双寸虚滑软。

处方：太子参 10g，玉竹 30g，石斛 10g，干姜 5g，川贝 2.5g（冲），杏仁 10g，桔梗 10g，厚朴 10g，陈皮 15g，姜半夏 10g，茯苓 30g，炒白术 15g，生山药 30g，荆芥 15g，防风 10g。七剂。嘱可适量进食牛肉，忌生冷黏滑。

五诊：8 月 20 日。精神见振，进食加多，大便日行二至四次。舌尖边红，苔浮白腻；脉左见滑而有力，右关虚滑缓。上方去厚朴，玉竹增至 40g，石斛增至 15g，加炒白芍 30g，焦栀 15g，淡豆豉 15g，葛根 20g，七剂。

六诊：8 月 27 日。力增纳香，大便日行一二次，便质黏稠，夹有浮沫。舌偏红，苔薄少，舌苔仍有剥脱痕迹，脉双寸滑缓。详询知患儿喜食牛肉，近日进食稍多。

处方：太子参15g，干姜7.5g，玉竹30g，石斛15g，川贝2.5g（冲），杏仁10g，生山药30g，麦冬10g，桔梗10g，厚朴10g，清半夏10g，茯苓30g，炒白术15g，马齿苋15g，葛根20g。十剂。嘱进食牛肉务必注意适量。

七诊：9月6日。大便日一二次，便质有时成条，仍有浮沫，时腹痛。舌红见减，偏暗，苔白见多，脉双寸见滑。上方去麦冬，加柴胡10g，炒白芍30g，七剂，隔日一剂。

八诊：9月20日。腹痛无，状态稳定。舌淡暗，苔薄白，仍有剥脱之迹，脉同上。六诊方去川贝、麦冬、葛根，加防风7.5g，炒白芍30g，七剂，隔日一剂。

九诊：10月6日。整体佳，偶尔大便溏。舌淡暗，已无剥脱痕迹。仍以前方加减十剂，隔两日一剂，嘱若状态稳定，不必再诊。

按：一诊据舌，当润肺养阴，又肠中漉漉，为饮走肠中，当施以温化，故投以瞿文楼先生治泻方合苓桂术甘汤。二诊明显见效，因其便后腹痛，故加芍药和脾络，缓急止痛。三诊腹痛消失，转又口渴，故去白芍，加玉竹、石斛生津止渴。奈何前医徒守温补，不知肺脾同治，气阴双补。患儿病情正趋坦途，未料进食寒凉，腹泻加重，故四诊再步前法，并加荆、防，以成升阳益气之局。患儿服后转佳，唯舌尖边红，故五诊继增益气养阴之力，加栀、豉解郁结，清心肝之热。8月中旬以来，患儿病情日益转佳，唯六诊舌红较上周略甚，疑因进食甘温之牛肉过多所致，故仍用肺脾同治，气阴双补法，加马齿苋清肠解毒止泻。七诊因其腹痛，仍用二诊法，加柴、芍理气血，和脾络。八诊、九诊继步前法，逐渐减少用药次数，巩固疗效。

又按: 小儿脉较成人多加两至看, 脉七八至为数, 五六至为迟, 此儿科脉法常见之论。笔者认为此说仍是约略言其理, 不可拘泥。本案患儿初诊脉一息七至, 经服药变为五六至, 且有虚滑软象, 盖初时虚热尚盛, 故脉数, 经服凉润药后, 虚热渐去, 故脉至减少, 而呈虚滑软象, 脾虚本象外露也, 故此后参入益气养阴诸品。

痢疾案

柏某, 女, 4岁, 河北省石家庄市人。

初诊: 2012年6月22日。电告: 时值暑期, 患儿当时长住农村, 多日来患儿每大便即哭闹, 昨日晚间突自言腹痛, 继而下利数十次, 今晨患儿大便呈脓样绿色, 后大便转呈黄色泡沫样, 体温接近40℃, 已服布洛芬退热, 略有鼻塞。

处方: 当归20g, 白芍20g, 生甘草6g, 车前子15g(包), 大黄6g, 肉桂6g(后下), 枳壳10g。一剂。

二诊: 6月23日。上午电告: 昨日午间始服上方, 至夜已服四分之三, 患儿每隔半小时即腹痛如厕, 大便由黄色泡沫样转为红白相间, 至夜转为偏灰色样, 家长恐其夜间大便频频, 未再给药, 是夜大便减为两次, 但体温仍在39℃~40℃, 又予布洛芬退热应急。今日晨起患儿自言咽喉灼热, 腹痛, 咳嗽, 咳声重浊, 每隔一小时大便一次, 舌苔白厚, 红星点散布。

处方: 柴胡12g, 白头翁15g, 马齿苋20g, 秦皮10g, 生山楂12g, 白芍12g, 生甘草10g, 干姜6g, 枳壳10g, 槟榔10g。一剂, 分四次服, 今日服三次。

三诊: 6月24日。昨日中午之时, 按布洛芬半衰期为5~6时计算, 此时西药退热药力已尽, 体温当复起而未起, 37.1℃, 此时二诊方尚未服用, 盖中药药力已显矣。服二诊方后，大便次数明显减少，昨日昼夜共行八九次，今晨以来已行三四次，便色转黄，如厕时仍腹痛哭闹，溲黄，舌尖红。

处方：山药20g，马齿苋20g，秦皮10g，生薏米15g，生山楂12g。一剂，分三次服，今日两次。

四诊：6月25日。电告：大便已见成形，便次显减，如厕时不再哭闹，盖腹痛消失矣。嘱停药观察，加强灭蝇，保持饮食卫生，防止传染家中其他小儿，后痊愈。

按： 初诊虽是电话求诊，闻言即知是痢疾，痢无补法，虽略有鼻塞，亦慎勿发表，暂以活血行气、化瘀消滞为主，方中重用当归、白芍理血，效仿郭贞卿先生法以大黄、肉桂同用消滞止痢，枳壳理气，又加生甘草解毒缓急，车前子渗利实大便。二诊仿白头翁汤之意解毒止痢，并以马齿苋代黄连、黄芩，防止药味过苦，患儿难以接受；加山楂化滞行血，枳壳、槟榔理气止痛，芍药、甘草解痉止痛，甘草生用解毒，又能祛痰止咳；柴胡行经气之郁滞，用以退热；少加干姜防止诸药苦寒太过，亦有止痢之用，仲景桃花汤即用此法。三诊显效，白头翁汤加减之功也，此时肠中瘀滞见除，大便次数仍较多，故以山药补虚涩肠，马齿苋解毒，秦皮去肠中垢滞，生山楂行气散瘀，生薏米化湿清热，解痉止痛。患儿服后明显好转，因本病多经粪—口途径传播，故嘱注意饮食卫生，加强灭蝇，切断痢疾传播途径。

又按： 初诊用车前子渗利，于痢疾不宜，彼时经验甚少，以致误加，学者识之。

五、五官科病症

暴风客热案

孙某，女，51 岁，黑龙江省哈尔滨市人。

初诊：2015 年 7 月 23 日。近日身痒，后发目痒目赤，于某院诊为过敏性结膜炎，兼有寐差，平素大便不行。舌面中间干而有裂纹，左寸关、右关沉细弱。

处方：桑叶 15g，菊花 15g（后下），芦根 30g，生甘草 10g，薄荷 10g（后下），杏仁 10g，桔梗 10g，连翘 15g，蝉蜕 10g，僵蚕 10g，焦栀 15g，淡豆豉 15g，川牛膝 15g，赤芍 15g，牡丹皮 15g。七剂。

二诊：7 月 30 日。目痒目赤大减，仅余两目内眦略痒，夜寐转佳，已有便意，舌脉忘却。

处方：桑叶 15g，菊花 15g（后下），芦根 30g，生甘草 10g，薄荷 10g（后下），杏仁 10g，桔梗 10g，连翘 15g，焦栀 15g，淡豆豉 15g，牡丹皮 15g，丹参 20g，僵蚕 15g，蝉蜕 10g，大黄 10g，姜黄 15g。七剂。

三诊：8 月 5 日。略有目痒，大便难下，患者求用药兼顾其滑囊炎之宿疾，舌脉忘却。

处方：僵蚕 15g，蝉蜕 10g，大黄 10g，姜黄 15g，桑叶 15g，菊花 15g（后下），杏仁 10g，桔梗 10g，生黄芪 25g，石斛 15g，怀牛膝 20g，川牛膝 20g，丹参 20g。七剂。

再诊时目痒几无，一周之中大便自行得下凡两度，患者甚喜。唯颈肩痛，双膝酸楚麻木，改以四神煎、羌活胜湿汤、补阳还五汤出入。

按：身痒为风热犯表，后偏结于上，侵及血分，故目痒目赤，此患常出入余诊室，知其舌脉平素如此，今痼疾加以卒病，当先治其卒病，故以桑菊饮加减轻清疏散，加赤芍、丹皮、川牛膝凉血降火。二诊大效，继步前法，加丹参凉血养血，滋阴血之既伤，合入升降散，疏散之余，又可通便治其便难痼疾。尤其一诊方并未于不寐处着力，孰料投以疏散凉血之品后不仅目痒目赤缓解，夜寐亦得改善，知治病不可存先见，必以辨证为出路。三诊血分之邪已解，仅余卫分证不甚了了，故以升降散加桑、菊、杏、桔疏解散邪，合以四神煎之意治疗双膝痛。服后大便不行改善，此卫分证解，肺气侬郁得除，大便自下，提壶揭盖之妙也。

舌痹案

张某，女，38 岁，黑龙江省哈尔滨市人。

初诊：2015 年 4 月 2 日。自感舌体胖大、板滞不利，言语之时必有意识控制方可清楚发音，MRI 无恙，晨起心下痞，头发早白。舌体大，色偏暗，苔薄，两侧有瘀斑，脉双关尺虚弦。

处方：泽泻30g，生白术20g，柴胡15g，酒芍30g，当归15g，干姜10g，清半夏10g，黄连5g，益智仁20g。七剂。

二诊：4 月 9 日。舌体板滞大减，仍略有不利感，心下痞亦减。舌同上，脉左关尺虚弦，右虚缓。上方去益智仁，加石菖蒲10g，桃仁10g，红花10g，七剂。

三诊：4 月 19 日。近一周服药断续，舌体不利又甚，右睑跳动。舌体大，色暗红，两侧瘀斑，脉双关虚弦。

处方：泽泻30g，生白术20g，柴胡15g，酒芍60g，当归

15g，茯苓 30g，甘草 15g，石菖蒲 10g。七剂。

4 月 29 日患者带其女来诊，言已愈。

按：一诊见舌体大，主以泽泻汤；心下痞，故合泻心汤基本组合干姜、半夏、黄连以辛开苦降消痞；舌边瘀斑，故加柴胡、归、芍之类活血开郁。临诊仓促之间所加之益智仁似不甚合，若从开心窍解之，似亦可矣。二诊大效，继步前法，并加大活血力度；心开窍于舌，舌体活动不利，转以石菖蒲开心窍。三诊因见眼睑跳动，此与肢体拘挛同理，筋病也，重用白芍，合入芍药甘草汤之意缓急止痉即愈。

口疮案 1

王某，女，37 岁，哈尔滨市人。

初诊：2015 年 7 月 2 日。口腔溃疡反复发作，感寒则脘腹胀满，遇热则双肩、后背作痒，逢凉则缓，但后背冷，口黏，时发口臭，溲黄，足冷，眼睑浮肿，目干，无眼泪，鼻干，常有黄涕量少，曾因目干、鼻干于半年前查风湿系列无恙。舌偏暗，泛紫气，有齿痕，苔薄；脉左关虚缓短，右关虚弦。

处方：党参 25g，炒白术 30g，干姜 10g，炙甘草 10g，升麻 10g，焦栀 15g，茯苓 15g，泽泻 25g，猪苓 15g，桂枝 10g，柴胡 10g，防风 10g，羌活 5g。七剂。

二诊：7 月 9 日。服三剂口腔溃疡即愈，脘腹胀满大减，纳食转香，足转温，小便转清，遇热肩已不痒，后背仍痒，目干大减，仍鼻干。舌红，齿痕已无，苔薄，脉同上。上方防风减为 5g，加葛根 20g，桑白皮 15g，七剂。

三诊：7 月 16 日。近三日气温下降，口腔溃疡复又略发，脘腹胀满、足冷略生，鼻干。舌偏红，苔薄白润；脉左寸虚缓，右关虚弦。

处方：党参 25g，炒白术 15g，干姜 10g，炙甘草 10g，升麻 10g，焦栀 15g，当归 20g，葛根 30g，肉桂 10g（后下），生黄芪 20g，炒白芍 30g，柴胡 10g，防风 10g，羌活 5g，独活 5g，黄连 5g，泽泻 20g。七剂。

四诊：7 月 23 日。鼻干、口腔溃疡皆无，仍脘腹胀满，右后背胀痛，畏寒，寐差。舌偏暗红，苔薄白黄腻，脉同上。

处方一：党参 25g，炒白术 15g，干姜 10g，炙甘草 10g，升麻 10g，焦栀 10g，柴胡 10g，葛根 30g，肉桂 10g（后下），丹参 25g，檀香 2.5g（后下），砂仁 2.5g（后下），黄连 5g，泽泻 20g。七剂。

处方二：党参 25g，炒白术 15g，干姜 10g，炙甘草 10g，柴胡 10g，葛根 30g，肉桂 10g（后下），当归 15g，川芎 10g，酒芍 30g，茯苓 30g，泽泻 25g，生白术 30g。五剂。

按：据舌，脾胃虚寒，合之于脉，偏弦主饮，总为脾胃寒湿也。脾胃寒湿，故感寒则脘腹胀满，口黏；遇热之后，机体阳气略振，奋起逐湿外出，《金匮要略》所谓"痒为泄风"之类也，故遇热作痒。寒湿阻滞，脾不能为胃行其津液，津液难以上承，故睑肿、目干、鼻干；阳气不达肢末，故足冷。脾开窍于口，津不上承，局部失养，故发口疮。寒湿久羁，郁而化热，故见口臭、溲黄。此是寒湿久羁，郁而化热，寒湿为主，郁热为次，故当注意温清用药比例，以温七清三，仿升阳益胃汤法，纳入理中丸、五苓散，温中阳，化水气，风药升散，又可助津液敷布四旁；稍加升麻、焦栀清解郁热。二诊大效，知上法合度，舌转红，中阳来复也，唯脉未见改观，加之仍有后背痒，鼻干，余恙未平也，故继步前法，恐过用风药偏燥，减防风用量，加葛根升清；鼻为肺窍，故略加桑皮清肺热。三诊因气温下降，病情略又反复，故仍以升阳益胃汤法补脾胃，升清阳，因无浮肿，故未用五苓散。四诊仍有脘腹、后背胀痛，又舌苔腻，故合入丹参饮行气化湿；寐差，故合入交泰丸。预计此后病当大愈，继以升阳益胃汤为法，合当归芍药散利湿和血，以资巩固。

口疮案 2

孙某，女，25 岁，哈尔滨市人。

初诊：2015 年 1 月 20 日。舌侧溃疡肿胀时多，舌质淡紫，苔白罩黄不厚，舌面根部苔呈钱币样剥脱，恶热，口干，溲黄，胸闷气短时多，脉双关尺虚弦短，平素经前左侧头痛、腰痛。

处方：柴胡 15g，酒芍 30g，当归 15g，升麻 15g，焦栀15g，白芷 10g，防风 10g，茯苓 30g，石斛 15g，黄芩 15g，肉桂 10g（后下）。七剂。

二诊：1 月 27 日。舌侧溃疡明显改善，根部剥脱消失，脉双关尺虚弦滑小。

上方升麻、焦栀各减为 10g，加生甘草 10g，生黄芪 20g，知母 10g，玉竹 30g，十四剂。

按：舌侧溃疡肿胀，经前左侧头痛，口干，肝经郁热也，又心开窍于舌，脾开窍于口，故仿加味逍遥散法，以柴胡、酒芍、当归疏肝，升麻、焦栀、黄芩清胃泻心解郁；加茯苓益气健脾，石斛养阴，以治苔剥；白芷、防风直入阳明，散风升阳，鼓舞气阴上行，舌体得养，溃疡自愈。据脉，患者又有肾阳亏虚，恐有虚火上炎之机，故加肉桂温肾，引火归元。二诊显效，但脉仍不见改观，恐过用寒凉伤阳，因减升麻、焦栀用量，改以生甘草解毒，加生黄芪、玉竹、知母益气养阴润燥。

齿衄案

李某，女，55 岁，黑龙江省齐齐哈尔市人。

初诊：2015 年 3 月 22 日。齿衄，口臭，口干，食咸则口干甚，胃脘灼热时多，便干，目痒。舌紫暗，中央苔少，两边苔薄白；脉左关略见虚陷，右轻取寸关虚弦，重按尺部虚缓。

处方：柴胡 15g，酒芍 30g，当归 15g，生地 25g，干姜 10g，黄连 10g，生白术 30g，生石膏 30g，知母 15g，藿香 15g（后下），焦栀 25g，淡豆豉 15g。九剂。

二诊：3 月 31 日。齿衄已减其半，大便畅，口臭、口干、目眵皆减，仍目痒，口黏，胃脘灼热。原来长期困倦，自昨日起周身舒适，耳胀，耳痛。舌偏暗红，中央条状区域无苔，两边苔薄；脉左关虚陷，右寸关虚中见弦细。

处方：焦栀 25g，淡豆豉 15g，干姜 10g，枳实 15g，炒白芍 30g，炙甘草 15g 生石膏 30g，藿香 15g（后下），生白术 25g，吴茱萸 5g，防风 10g，太子参 10g，丹参 20g。七剂。

此后未再来诊。

按：患者胃脘灼热，仿叶天士苦酸泄肝和胃法，以逍遥散合栀子豉汤、泻心汤加减；齿衄、口干、口臭、便干，一派阳明热盛，故合入泻黄散清泄，又合入泻心汤清热降火，止齿衄；因脉左关虚陷，右尺虚缓，参之诸症以阳热为主，故辨为阳热过甚，导致肝肾阴虚，食咸则口干甚，过咸则伤阴血，是以口干，其理甚合，加生地养阴血，滋肝肾。二诊阳热证减，仍胃脘灼热，合之于脉，辨为肝阴不足，肝郁克脾，结合目痒、耳胀、耳痛，孔窍热痒胀痛，辨为肝热，故仍承叶天士苦酸泄肝和胃法，以吴鞠通变通半夏泻心汤合泻黄散治其胃脘灼热，再以参、芍、草、丹参养肝血，柔肝清热。

喉痹案 1

陈某，男，34 岁，广东省茂名市人，厨师。

初诊：2011 年 11 月 29 日。咽喉异物感两年余，咽干略痛，胃脘时有不适，便溏时多，前额痛，易怒。舌暗红，中部苔浮黄腻，尖部有粟粒样紫点；脉左沉滑细，右沉大。

处方：党参25g，麦冬20g，五味子15g，当归15g，炙黄芪20g，清半夏15g，陈皮25g，枳实15g，竹茹15g，远志10g，石菖蒲15g。五剂。

二诊：12月5日。服后矢气增多，咽喉异物感显减，仍有咽干，便溏，鼻燥如火冒，近日周身骨节酸楚。舌淡略暗，苔白不厚，尖部有紫点；脉左沉，不甚有形，右沉大。上方去竹茹，加薤白15g，五剂。

三诊：12月11日。大便转成形，咽喉略干痛，鼻中燥。舌同上，脉左滑而有根，右关滑小，沉取虚大。上方加元参30g，五剂。

四诊：12月16日。大便又转溏，咽喉干痛不显，鼻中燥。自诉就诊以来反酸无，然腹中绵绵作痛。舌淡暗，苔白不厚，尖部紫点似减；脉左滑小，不甚有形，右虚滑大。

处方：枇杷叶15g，生石膏20g，杏仁15g，麦冬20g，沙参20g，桑叶15g，生甘草15g，桔梗25g，元参30g，川芎10g，桂枝15g，炒白芍15g。五剂。

五诊：12月21日。鼻中燥、腹中痛皆无，略有咽喉干痛，咽喉异物感稍存，便溏，近三日鼻塞。舌淡暗，苔薄白，尖部暗红小点密布；脉左虚滑，不甚有形，右滑大。

处方：淡豆豉15g，枇杷叶15g，桔梗25g，生甘草15g，麦冬20g，元参15g，党参25g，北沙参20g，射干10g，五味子10g，生山药30g。五剂。

12月28日。大便成形，鼻塞已无。自诉前数诊甚效，后两诊效不甚佳。因余回河北，改以会厌逐瘀汤合生脉散、当归补血汤为散，缓缓服之，以期渐愈。

按：脉沉主郁，又左细右大，气阴两虚也。舌暗红苔浮黄腻，湿热不化可知；尖部紫点，肝经郁热也。法当益气养阴，化湿解郁清热，主以十味温胆汤加减。二诊显效，再步前法，加薤白止泻。三诊见效，又加元参降火治咽喉干痛，虽效而失于寒凉，令药力下趋，四诊大便又溏。由四诊右脉虚滑大，知其脾气虚不可不兼顾也，又据左脉不甚有形，阴液仍当滋补，故改以清燥救肺汤滋肺阴，合以桂枝汤温运脾气。五诊鼻中燥、腹中痛皆无，知上方有效，转以《温病条辨》上焦宣痹汤开其郁结，治咽喉异物感，加山药健脾止泻，防药力下趋。据患者所言，知前三诊贯穿之十味温胆汤法为治慢性咽喉炎之一法，后两诊虽于咽喉炎疗效不著，方药配伍亦有可观之处，学者识之。

又按：初诊方宗朱进忠先生法，以益气养阴法合温胆汤化湿热法，是为朱氏所谓十味温胆汤。此方于诸病而见舌红苔黄白腻，脉虚大者，投之往往得效，余亲验之。临床往往见到需柔润滋养或清热泻火又兼脾气虚寒者，四诊方是据肺阴亏虚，脾气不足立法，可资启迪。

又按：张锡纯先生治疗伤寒温病见里热炽盛者，每用大剂清热，为防寒凉致泻，药力下趋，不能停留上焦，常用炙甘草、山药类伍之。

喉痹案 2

陈某，女，约 45 岁，河北省临西县乔屯村人。

初诊：2015 年 2 月中旬。咽干时多，夜间尤甚，吹凉风则舒，痰黏色黄，咽部发红，动则心悸，便溏。曾诊喉头炎、声带肥大，刻诊扁桃体Ⅱ度肿大。舌暗，苔黄腻近满布；脉左寸虚软大，右关虚软。

处方：藿香 10g（后下），茵陈 15g，滑石 20g（包），通草 15g，黄芩 15g，连翘 15g，浙贝 15g，射干 15g，薄荷 10g

（后下），石菖蒲 10g，桂枝 20g，炙甘草 10g，白蔻仁 5g（后下），党参 20g。四剂。

二诊：服一剂大便成形，咽干减。近日颜面发热胀红，刻诊痰黏，小便黄，略有咽干。舌同上，脉双寸虚软大。

处方：麦冬 30g，党参 25g，炙甘草 10g，藿香 10g（后下），茵陈 15g，滑石 20g（包），通草 15g，黄芩 15g，浙贝 15g，射干 15g，五味子 10g，清半夏 7.5g，石菖蒲 10g，白蔻仁 5g（后下）。四剂。

按：据舌苔黄腻近满布，知湿热甚盛，而甘露消毒丹含射干、连翘、贝母、薄荷等味，于咽喉部炎症红肿疼痛属湿热化毒者尤宜，故初诊用之。又脉左寸虚软大，右关虚软，知心脾两虚，故以桂枝、甘草、党参补之，因湿热甚盛，是以仅少用温药。

喉痹案 3

刘某，女，54 岁，哈尔滨市人。

初诊：2015 年 3 月 24 日。声哑，言多则甚，时有咽干咽痛，年前喉镜检查诊为声带水肿。口有异味，晨起胃中嘈杂，便秘时多，夜寐不实，乏力。舌偏暗，苔黄腻，近三焦分布，脉双寸虚洪缓。

处方：茵陈蒿 20g，黄芩 15g，白蔻仁 5g（后下），石菖蒲 15g，藿香 15g（后下），连翘 20g，薄荷 10g（后下），射干 15g，浙贝 15g，生黄芪 20g，当归 20g，生白术 30g。七剂。

二诊：3 月 31 日。咽干咽痛本已见缓，后电话通话一小时后复重，夜寐见佳，胃中觉舒，大便见畅，仍乏力，下肢沉重。舌偏暗，苔黄干，近三焦分布；脉同上。上方加滑石 30g（包），玄参 30g，炮附子 5g，党参 20g，七剂。

三诊：4 月 7 日。咽喉右侧已无不适，左侧仍略有干痛，下肢已见轻快，夜寐佳。舌偏暗红，苔黄已见薄，脉双关虚缓。

处方：党参 25g，麦冬 20g，五味子 15g，炮附子 5g，茵陈蒿 20g，黄芩 15g，白蔻仁 5g（后下），石菖蒲 15g，藿香 15g（后下），薄荷 10g（后下），射干 15g，青果 10g，桃仁 10g，红花 10g。七剂。

四诊：4 月 14 日。服后矢气增多，溲频不甚黄，左侧咽干咽痛已减其半，下肢力增。舌偏淡暗，泛紫气，脉左尺、右寸虚洪大。

处方：北沙参 20g，麦冬 20g，玉竹 30g，桑叶 15g，生地 20g，党参 20g，生白术 20g，干姜 10g，石菖蒲 15g，茵陈蒿 20g，射干 15g，青果 10g，桃仁 10g，红花 10g。七剂。

五诊：4 月 21 日。矢气仍多，溲频已减，左侧咽干咽痛十减七八，仍有声哑，咽喉有异物感。舌偏暗，苔黄干；脉左寸虚洪，右寸显脉，已见有根。

处方：党参 25g，麦冬 20g，五味子 15g，北沙参 20g，玉竹 30g，石菖蒲 10g，茵陈蒿 20g，射干 10g，青果 10g，桃仁 10g，红花 10g，枇杷叶 10g（包煎），郁金 20g，桔梗 10g，炙甘草 10g。七剂。

六诊：5 月 12 日。其间因感冒发热、咽痛、药入即吐等症停药一周，后感冒愈后继服。现左侧咽喉仍有不适，略有声哑，胃脘嘈杂。舌偏暗红，苔薄黄乏津；脉左关虚缓带弦，沉取尺部虚大，右关虚弦。

处方：柴胡 15g，酒芍 30g，当归 15g，茯苓 30g，生白术 30g，枸杞子 30g，天冬 15g，玄参 15g，射干 10g，桃仁 10g，红花 10g，枇杷叶 15g（包煎），郁金 15g，通草 10g，淡豆豉 10g。七剂。

七诊：5 月 19 日。左侧咽喉略有不适，大便一二日一行。舌偏暗，苔薄黄乏津；脉左虚弦缓，右关虚缓大见弦。

处方：柴胡 15g，酒芍 30g，当归 15g，茯苓 30g，生白术 30g，党参 25g，桃仁 10g，红花 10g，桔梗 10g，生甘草 10g，郁金 15g，枇杷叶 15g（包煎），射干 10g，青果 10g，竹茹 15g，杏仁 15g。七剂。

11 月 22 日来诊，言 5 月以来咽喉爽利，近日复见左侧咽喉干痛不适，用逍遥散、升降散、半夏厚朴汤、会厌逐瘀汤、沙参麦冬汤加减二周而大减，以上方加量做丸药巩固。

按：舌苔黄腻，近三焦分布，湿热弥漫也，又声哑、咽干咽痛，湿热成毒结于咽喉也，故治用甘露消毒丹；脉双寸虚洪缓，参以声哑，言多则甚，从气血两虚辨治，故治用当归补血汤，因便秘，重用生白术运脾通便，又能益气。二诊咽干咽痛见缓，可见方药合度，因舌苔黄干，近三焦分布，未见明显减少，故加滑石清热利湿，玄参解毒利咽；又仍乏力、肢重，故加党参益气，少加炮附子温振阳气，亦有助于湿邪得解。三诊咽喉不适继减，故仍用甘露消毒丹法，加射干、青果解毒利咽，又仿王清任会厌逐瘀汤法加桃仁、红花活血利咽，合入生脉饮益气养阴。四诊咽喉干痛显减，故再步前法，减化湿清热解毒之力，因上诊改用生脉饮益气养阴而非当归补血汤益气养血配合甘露消毒丹法疗效更佳，故又仿沙参麦冬汤、理中丸之意，增益气养阴之力。五诊脉右寸见有根，可知肺津见复，左寸仍虚洪，从心之气阴亏虚辨治，故仍以生脉饮益气养阴，合入吴鞠通上焦宣痹汤轻清辛香，开通上焦气分，治其咽喉异物感。六诊据脉左尺虚大，肾阴亦虚，水不涵木也；左关虚缓带弦，右关虚弦，阴虚肝郁，肝郁脾虚也，故逍遥散疏肝理脾，加枸杞、玄参养肝肾，合天冬润肺，有金水相生之意，再合上焦宣痹汤开通上焦。七诊据脉仍是肝郁脾虚，故仍用逍遥散为主方，加竹茹、杏仁利气化湿。

附：针灸专篇

笔者本不善针，常遇内服中药治疗难以为功者，尝试按《灵枢》心法指导辨证取穴，每有佳效，因出数案，附于书末，虽名为"针灸专篇"，实则多有针药并用之时，意在获取最佳疗效也，并以就正同道。

郁证案

徐某，女，55岁，哈尔滨市人。

初诊：2014年8月26日。患者经某院诊为重度抑郁症，多方医治无效，经人介绍就诊。自述前胸、后背、双目、胃脘胀痛或牵掣而痛，胃脘如扇，两胁胀，心烦不得眠，心中聚痛，逢寒尤甚，双目如火灼，口苦，易怒，不欲食，大便硬溏不调，必须每日晨起服用安定四片方可暂缓一时。笔者以清心泻肝，益气养血为大法，先后用加味逍遥散、龙胆泻肝汤、导赤散、柴胡桂枝干姜汤出入，初服一月明显见效，上述诸症多数渐减，此后加减继服两月，进步不大。近段时间心烦甚，面青，目昏而痛，胸胁支满而痛，时又压榨作痛，头晕，汗出恶风，舌暗泛紫，有齿痕，苔黄厚腻，舌尖灼热，双尺偏浮，以乌头桂枝汤加减，服五剂后，胸胁痛减，余症仍在，又增烦乱异常，倦怠乏力。患者屡言起初一月有效，此后不知为何不效，不欲再服汤药，笔者欲以乏术辞谢，患者不从，无奈改用针刺治疗。

处方：百会　天目　中脘　神门　内关

二诊：8月28日。上诊针刺甫毕，即觉行路轻快，乐于家务，烦躁亦减。近日头晕明显，口角略麻，便溏，今日胸胁支满疼痛已不明显，又发额头、胸膺紧箍如束带，汗出不恶风，患者自述昨日改服安定三片即可维持。上方中脘改为上脘，继续针刺。

三诊：8月31日。昨日电告：心胸烦乱，无片刻安宁，下肢恶风、冷汗出，嘱配服金匮肾气丸后，今日即安。患者自述每针毕即周身轻松，然次日重复如前，心胸紧箍疼痛仍存。继用上方，加刺攒竹穴上一寸处，患者眼目聚痛当时即缓，嘱继服金匮肾气丸。

四诊：9月2日。心烦十减七八，下肢恶风汗出亦无。

处方：攒竹穴上一寸　百会　神门

针刺攒竹穴上一寸，患者眼目聚痛当时即缓；百会穴由后往前进针，运针之时，患者自觉颜面、口角略有麻木如轻风吹拂；刺神门，则手指亦有略麻木。上三穴得气留针之时，患者自觉心下有气团结聚，运攒竹穴上一寸处之针，气团遂鼓动四散，改结聚于左胁，时又转右胁，时又上升，留针半小时期间变动不居。

五诊：9月7日。自述昨日经一老医揉按翳风、安眠穴处后，今日自晨起至下午未服安定亦无明显痛苦。

处方：安眠　攒竹穴上一寸　百会　神门　内关　中脘

六诊：9月9日。心下、后背支满疼痛，有紧箍感。每晨起四五时心烦甚，午后渐缓，入夜而安。

处方一：中渚　合谷　内关　神门　中脘　攒竹穴上一寸

刺中渚之时，心下自觉有气团涌动，连续运针数次后，胸背痛始缓。

处方二：炮附子10g，干姜10g。三剂，配服。

七诊：9月11日。心烦甚发作时间由晨起四五时改为六七时，注意力转移后即可缓解，继用上方。

八诊：9月16日。心烦、胸痛略缓，有时已可参加家务劳动，近日寐安，舌淡暗，有齿痕。自本诊改用探查躯体阳性点取穴法，经探查发现六个部位较他处有明显压痛，遂针之。

处方：左上肢手少阳三焦经腕横纹上3.5寸　右上肢手厥阴心包经腕横纹上5寸　右下肢阳陵泉穴下2寸　右丘墟　左膈关　右志室

针前三穴，双目不适渐缓，以雀啄式手法针右丘墟，双目不适大减，患者大喜。其中，针右上肢手厥阴心包经腕横纹上5寸处时麻木感传彻整个右上肢，亦波及左上肢。稍待片刻后，针左膈关，患者自觉心下有气团外鼓，逐渐弥散开来，并向下游走。

九诊：9月18日。昨日电告：诊后周身酸重，然自觉心下长久结聚不散之气已经开散，今晨醒来心烦大减，经探查发现五个部位较他处有明显压痛，遂针之。

处方：左上肢手少阳三焦经腕横纹上3.5寸　左手三里　左飞扬　双侧志室

十诊：9月21日。继续上述取穴法。

处方：手三里　手阳明大肠经腕横纹上7寸　双志室

针之体内气团翻腾下行，亦如上诊。

此后继续沿用上法取穴，某诊针时患者感觉心下气团直入下焦，欲矢气外出，心下痛、心烦继减，由每周针三次减为每周针两次，又历时两月，患者精神见振，身痛已不明显，心烦、心下堵闷均减，已能自如参加家务劳动。

按：本案患者初服汤药一月见效，乃此前久治不效，经辨治得当而获暂效也。然患者为重度抑郁症，平素狐疑烦乱，此症甫平，他患又起，汤药疗效不明显，进入治疗瓶颈期。如何突破治疗瓶颈？尝试从针、灸入手可也。故初诊上取百会、天目开窍；神门为心之门户，心藏神，针神门以开心气之郁结；高式国先生言内关为内脏之关隘，是"开胸胁郁闷之主穴"，可治胸腹胁肋诸般胀痛，患者胸胁痛明显，因而用之；再取胃腑募穴中脘以和胃。二诊见效，继步前法，因上脘可治满闷之证，又能和胃，故以之代替中脘。后患者心烦又甚，下肢恶风、冷汗出，思或为虚阳上扰，故致心烦，试配合金匮肾气丸温阳纳气，经用似有效验，故三诊继用肾气丸，加刺双侧攒竹上一寸，配合天目而成"前额三针"，此为孙申田先生常用调治神经症之法。孰料刺攒竹上一寸，又收缓解患者眼目聚痛之效，此为意外发现。四诊因心烦大减，下肢恶风、冷汗亦无，故精简处方，以百会、攒竹上一寸开窍安神，神门开心气郁结，仍是前法之意。五诊仍用开窍宁神和胃之法，因患者所述某医之法有效，因仿加刺安眠穴。六诊因心下、后背疼痛、紧箍，故加中渚疏利气机，合谷与太冲皆为"开四关"之穴，有开郁之功，故亦用之；本诊患者每晨起四五时心烦甚，午后渐缓，入夜而安，与仲景"昼日烦躁不得眠，夜而安静"之干姜附子汤证颇为类似，无非阴寒弥漫，昼日机体阳气得天阳之助，正邪交争剧烈，故烦躁不安，午后夜间缓解也，是以配服干姜附子汤治之。七诊心烦发作时间推迟，得效之兆也。前七诊随证取穴，长久以来缠绵不解之诸症逐渐轻减，患者饮食、睡眠日趋正常，然疗效始终无势如破竹之感，有诸内必形诸外，遂改用探查阳性点取穴法，心下气团竟得开散下趋，与四诊时气团游走结聚不同，如同盗贼被王师击溃败走，与击之即走，流窜为患者自大为迥异也，患者心下长久结聚不散、心烦皆获明显缓解。此后随阳性点变动穴位，坚持两月，患者状态有较明显改善。

又按：八诊收获有二：其一，按探查阳性点所取诸穴，针之较易得气，运针时单纯提插亦有明显针感；其二，针阳性点诸穴，长久难愈之顽症短期即可缓解，益证此种取穴法之科学性；其三，针阳性点诸穴后，患者往往周身酸重，如参加重体力劳动后，可知针为"武法"，此法为"武法中之武法"，故当嘱患者针后注意休息。

又按：观今诸大中医院，患者针灸多需日日前往，疗效暂且不论，车马劳碌、误工费资又何可胜道也！笔者针刺治疗，多则每周三次，少则每周两次，很少有日日用针者，而取穴得当，皆有速效，非笔者标新立异，古人针灸病案多数如此，原不必日日来针，徒增痛苦，浪费药资也。

又按：笔者认为，诸多病症针、灸、药皆可收效，然必有更适宜用药，或更适宜用针，抑或更适宜用灸者，如汤药束手之时，可转从针刺打开局面，反之针灸不效时，又可转从汤药柳暗花明，故为医者必针、灸、药皆精，临证方可左宜右有，应付自如。《千金要方》曰："针而不灸，灸而不针，非良医也。针灸不药，药不针灸，亦非良医也。"为医者皆当以此自励。

筋痹案

孟某，男，40 岁，哈尔滨市人。

初诊：2015 年 5 月 10 日。因肱骨外上髁炎来诊，右肘后痛，拎重物则甚，右手掌大陵穴至劳宫穴条状痛，握拳则作，右肩后约当巨骨穴处痛，舌脉无异。

处方：右三间透劳宫　右曲池透右肘后痛点

先行三间透劳宫，孰料患者突然心悸，汗出，急令停止运针，当时判断为晕针，余遂拔针，迅速以指代针，掐按患者内关穴，嘱患者深呼吸，约半分钟患者心悸、汗出缓解，令患者继续休息 15 分钟后，继行右曲池透右肘后痛点。

二诊：5 月 12 日。证减。

处方：右三间　右大陵　右曲池透右肘后痛点

三诊：5 月 14 日。右手掌疼痛范围已经缩小为指甲盖大小，肘后痛本已大减，徒手拧螺丝后又略加重，继用上方。

四诊：5 月 17 日。右肩后痛消失，手掌痛继减，略有肘后痛。

处方：右大陵　右曲池透右肘后痛点

嘱不必再诊，此后以艾灸右肘后痛点两周，愈。

按：肱骨外上髁炎俗称"网球肘"，属中医伤筋范畴，笔者惯以筋痹称之，透刺法为治疗本病之有效方法，如本案右曲池透右肘后痛点即是；"经脉所过，主治所及"，笔者治疗肩痛多按经络辨证远端取穴，右肩后痛处当手阳明大肠经，当为该经经气有所阻滞，又患者手掌痛按经络辨证当属手厥阴心包经经气不利，故从三间透劳宫，一针两穴，开通两经经气。患者首次经历针刺治疗，突发晕针，仓促之间，医者此时切勿惊慌，急出针，以指针掐按内关，并嘱患者深呼吸多可缓解，较他法尤为快捷有效。二诊证减，继步上法，因上诊三间透劳宫时患者晕针，本诊改针三间、大陵。《灵枢·邪气脏腑病形》曰"荥输治外经"，又"输主体重节痛"，上述二穴为手阳明大肠经和手厥阴心包经经输穴，故刺之以治手掌痛、肩后痛。三诊大效，继用上方。四诊因肩后痛消失，故去三间，因证已大减，嘱艾灸肘后巩固即可。

寒中太阴案

宋某，女，49 岁，黑龙江省东宁县老黑山镇人。

初诊：2014 年 7 月 30 日。晚间赤足踏凉，复又进食生冷后，突发吐泻，连续数度，心悸乏力。

处方：内关　中脘

针后吐泻已缓，加灸中脘。

二诊：7月31日。昨日针灸并用后，一夜安稳。次日症减，继用上方。

三诊：8月1日。脾胃症状已缓，又发右侧颞颌关节痛，头痛宿疾亦发，以右颞头痛、后头痛为主。

处方：曲鬓　翳风　上关　合谷

连针两日，愈。

按： 患者赤足踏凉，寒从足下生，复进生冷，致使阴寒直中太阴，升降失司，而发吐泻，随症针内关以安神定悸，针、灸中脘以温脾胃，降逆气，止吐泻。针灸并用后，脾胃证状减轻，二诊继用前法。三诊又发颞颌关节痛、头痛，阴寒由内在之胃肠外出经络也，疾病向愈之兆也。针曲鬓治头痛，该穴近颞部，又可治颞颌关节痛；《针灸资生经》载翳风、上关为治颞颌关节痛常用效穴，故并用之。"面口合谷收"，故加合谷。本患为寒邪直中太阴，势急症重，利在速战，故一改平素隔日针刺法，每日针灸以促阴寒外散，幸得速愈。

腹胀案

关某，女，54岁，黑龙江省哈尔滨市人。

初诊：2015年1月18日。因顽固腹胀多年，遍治不愈来诊，余针药并用之下，每有显效，然患者肆意酒食，很快又发。近来郁怒时多，每日下午四五时腹胀发作，至晚九时缓解，吞酸，大便数日不行。舌暗，苔黄干，脉左尺、右寸不柔。

处方一：柴胡15g，黄芩15g，当归30g，羌活5g，桃仁15g，胡麻仁15g，酒大黄10g，防风10g，生白术50g，清半夏15g，干姜10g，枳实10g。四剂。

处方二：支沟　足三里　下巨虚　丰隆　中脘　双阴都双天枢

针毕，自觉胃中漉漉。

二诊：1月20日。服上药矢气频频，大便稍多，仍腹胀，腹胀改为每日下午五六时发作，至晚九时缓解，继用上方。

三诊：1月22日。腹胀已减，改为每晚八时始作。

处方：大陵　支沟　双天枢　双阴都　足三里　上巨虚

四诊：1月24日。针后腹胀未作，大便仍量少，继步前法巩固。

按： 初诊因患者郁怒后腹胀发作，吞酸，苔黄干，故以逍遥散、泻心汤加减疏肝理脾清热；因大便艰涩，合用润肠丸祛风活血滋阴。配合支沟、三里、丰隆、下巨虚运脾通便，中脘、双天枢宽中除胀；阴都穴位于中脘旁0.5寸，加刺双阴都为扬刺法，以加强针刺中脘之作用，此仿王德光先生针法也。三诊思患者本阶段腹胀减轻颇有时间规律，遂改用子午流注取穴法。《灵枢·顺气一日分为四时》曰"病时间时甚者取其输"，腹胀每于夜间八时发作，正处戌时，为气血流注手厥阴心包经之时，故取心包经输穴大陵为主穴，合以支沟通便；探查足阳明胃经足三里、上巨虚压痛明显，此为阳性点，并取针之。此患者饮食从不注意，以致腹胀愈后每发，"衣食不能适"者也，病必再发，无可奈何也。